I Segreti Della Dieta Mediterranea

La guida completa per dimagrire e superare la fame nervosa, costruendo un sano ed equilibrato rapporto con il cibo

Dott.ssa Angela Romano

© Copyright 2021 - DOTT.SSA ANGELA ROMANO

All rights reserved.

Tutti i diritti riservati. Nessuna parte della presente pubblicazione può essere riprodotta, distribuita o trasmessa in alcun modo o con qualsiasi mezzo, comprese fotocopie, registrazioni o altri metodi elettronici o meccanici, senza la previa autorizzazione scritta dell'autore, tranne nel caso di brevi citazioni incorporate in recensioni critiche e di altri usi non commerciali consentiti dalla legge sul copyright.

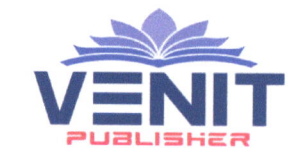

www.venitpublisher.com

Info@venitpublisher.com

Sommario

Prefazione	5
Introduzione ai concetti fondamentali della dieta mediterranea	9
Carboidrati e grassi	15
Le proteine	25
Le vitamine	49
Piramide alimentare e gruppi alimentari	55
I diversi tipi di oli	71
Il vino	75
Tutto parte dal benessere	79
I consigli utili per placare la fame	93
A tavola con responsabilità	101
Ricettario	115
Bonus 1	131
Bonus 2	135
Testimonianze	143

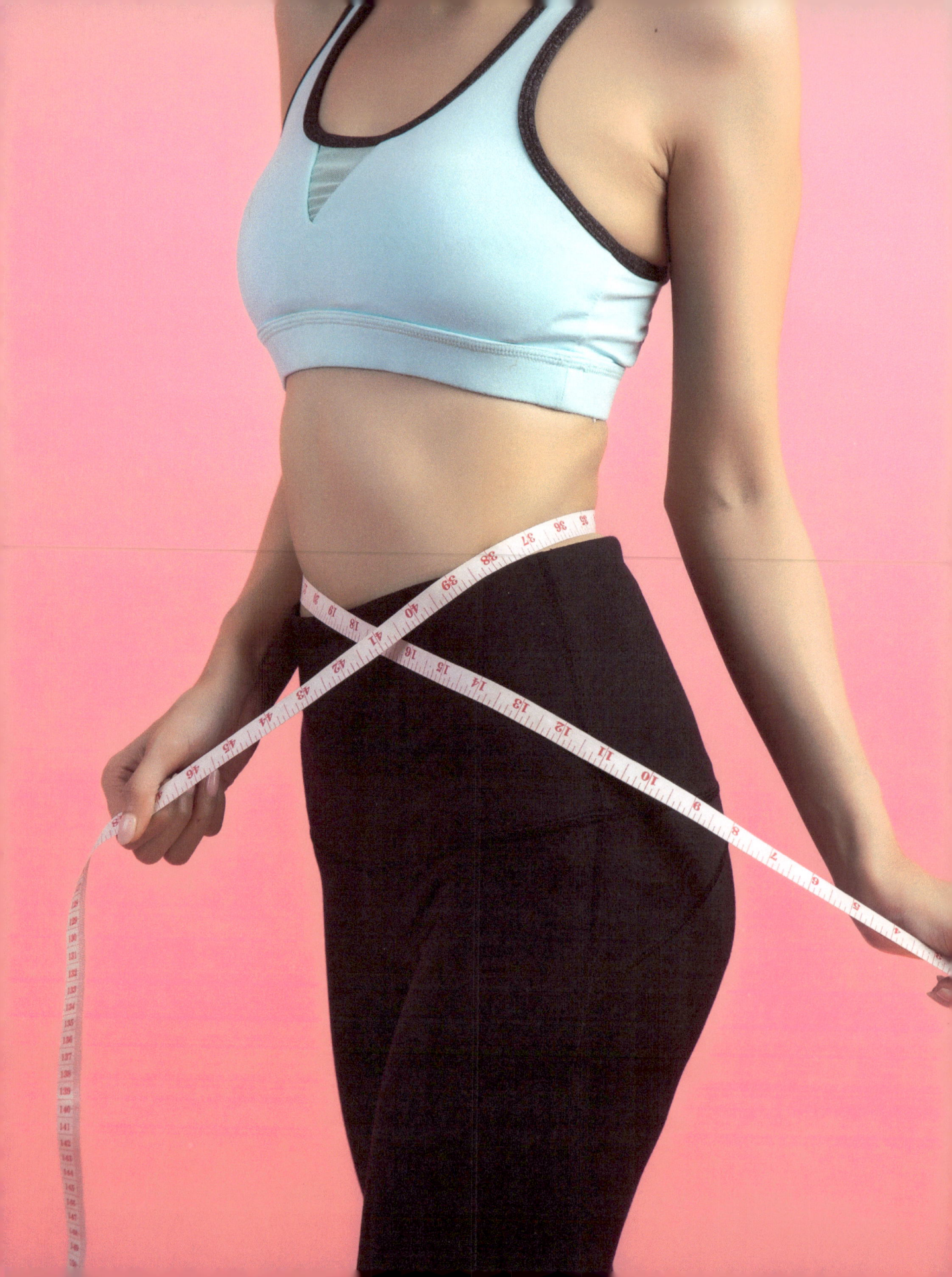

Prefazione

Gli antichi romani dicevano: "mens sana in corpore sano", ovvero mente sana in un corpo sano. Con questa frase volevano sottolineare l'importanza di raggiungere un benessere prima fisico e poi mentale. Non si può conquistare la felicità se queste due entità non sono perfettamente allineate.
Le persone che non curano il proprio corpo e si focalizzano esclusivamente sulla loro mente, rischiano di andare incontro a dei problemi di salute molto seri. Nella società odierna, per esempio, è molto comune incontrare delle persone che soffrono di obesità, a causa del loro cattivo regime alimentare. I ritmi frenetici della società moderna fanno sì che, spesso e volentieri, si preferisca mangiare del cibo spazzatura piuttosto che degli alimenti sani e utili per il nostro organismo.
Le persone che invece si focalizzano solo ed esclusivamente sul loro corpo, di solito seguono delle diete che mettono sotto stress la loro mente. Proprio per questa ragione, si ritrovano poi a dover affrontare situazioni emotive, come stress o ansia, che non riescono più a gestire.
In entrambi i casi sopra descritti si va inevitabilmente incontro ad un'infelicità che può sfociare, in alcuni casi, anche nella depressione. Diventa quindi fondamentale prendersi cura di sé stessi e mangiare correttamente.
Fin dall'antichità gli uomini più saggi erano promotori non soltanto di uno stile alimentare sano, ma anche di una pratica sportiva costante che consideravano fondamentale per uno sviluppo positivo della persona.

Il corpo dell'uomo potrebbe essere paragonato ad un'autovettura. Cosa succede se nel corso del tempo la sfrutti al massimo senza mai prendertene cura ed evitando di provvedere alla sua "manutenzione"? Probabilmente potresti andare incontro a dei gravi danni, anche irreparabili.

Immagina di inserire della benzina in una macchina a diesel. Il risultato che otterrai sarà disastroso, infatti la macchina subirà un grave danno al motore. Perché quindi molti uomini si comportano allo stesso modo con il loro corpo? Ogni volta che ingeriamo del cibo spazzatura non facciamo altro che inserire la benzina in una macchina a diesel.

Nel momento in cui ti prendi cura del tuo corpo attraverso l'attività fisica e uno stile alimentare sano come la Dieta Mediterranea, ti metterai nella condizione di sviluppare una mente altrettanto forte, capace di affrontare qualsiasi problematica con prontezza.

Quante volte ti sarai sentito stanco senza aver fatto nulla? Hai mai provato delle sensazioni di stress o ansia ingiustificate? Se è successo, di certo non si tratta di una casualità. Il tuo corpo ti ha lanciato dei messaggi chiari e, quando percepisci queste sensazioni, c'è sicuramente qualcosa che non va.

Potrai essere energico, vitale, creativo e diffondere entusiasmo solo nel momento in cui ti prenderai cura della tua alimentazione. Probabilmente, nei momenti in cui mangi del cibo spazzatura potresti ottenere delle soddisfazioni momentanee, nel brevissimo periodo. Questi alimenti potrebbero anche sembrarti per un attimo molto gustosi e quasi irresistibili. In realtà stai facendo del male al tuo corpo, non solo nel breve periodo, ma anche nel lungo periodo. Ad un certo punto diventa quindi imprescindibile imparare a mangiare correttamente per raggiungere un benessere psico-fisico che non sia fine a sé stesso, ma che possa venire in aiuto anche nella cura o prevenzione di numerose patologie.

Una dieta, per essere mantenuta nel tempo, non dovrebbe essere estrema, ma equilibrata (e ciò non esclude il fatto che ogni tanto si possano fare delle eccezioni!). In questo libro potrai scoprire cos'è la Dieta Mediterranea e quali sono le sue caratteristiche. Sarai guidato passo passo nella costruzione di un piano alimentare tarato sulle tue esigenze.

Nessuna dieta, però, potrà avere degli effetti positivi su di te se non sarai pronto a cambiare la tua routine. E questo cambiamento, te lo assicuro, può avvenire attraverso un approccio sereno al cibo. Se però mantieni delle abitudini deleterie nel lungo periodo, sarai sempre più spesso stanco, e alla fine ti renderai conto di aver sprecato le tue energie inutilmente.

Devi essere consapevole che sei tu l'unico responsabile e artefice della tua vita, e che ogni tua scelta quotidiana influenza positivamente o negativamente il tuo stato di salute.

Spesso e volentieri le persone, quando si rendono conto di aver bisogno di migliorare il loro benessere fisico, si scontrano contro una problematica non di poco conto: la disinformazione. Non hanno infatti il materiale adatto o qualcuno che le guidi nel loro percorso di cambiamento con gioia ed entusiasmo. Questo incide negativamente sulla motivazione, che si abbassa sempre di più. Il pericolo è quello che alla fine si abbracci l'idea di essere destinati a rimanere per sempre così, a non cambiare. In questo modo, purtroppo, inizia un dialogo interiore depotenziante che non fa altro che portare a un vortice negativo di pessimi risultati da cui è veramente difficile uscire.

L'obiettivo di questo libro sulla Dieta Mediterranea è quindi quello di aiutarti ad eliminare tutti gli ostacoli che la tua mente si pone e migliorare il tuo benessere fisico ed energetico.

Dopo aver letto questo libro non avrai ancora cambiato la tua vita. Purtroppo una semplice lettura di un testo non può modificare le tue abitudini negative radicate magari da molti anni. Dovrai infatti passare all'azione!

Se non trasformerai le nozioni contenute in questo manuale nella pratica, difficilmente potrai vedere dei risultati considerevoli. Non sarà facile inizialmente cambiare il tuo regime alimentare, perché ciò vuol dire scontrarsi contro ampi ostacoli. Nel lungo periodo però, se procederai con determinazione, avrai la possibilità di raggiungere dei risultati importanti.

Ti chiedo inoltre, dopo aver letto questo libro, di non riporlo immediatamente nella tua libreria come se fosse uno fra i tanti. Questo manuale può essere davvero molto di più, infatti potrà guidarti nei momenti di sconforto e ricordarti alcuni preziosi

concetti fondamentali che potresti dimenticare.
Se sei pronto ad affrontare questo percorso di cambiamento non ti resta che incominciare la lettura.
Qui troverai tutto ciò che ti serve per rivoluzionare il tuo stile di vita.
Buon viaggio nei segreti della Dieta Mediterranea!

Capitolo 1

Introduzione ai concetti fondamentali della dieta mediterranea

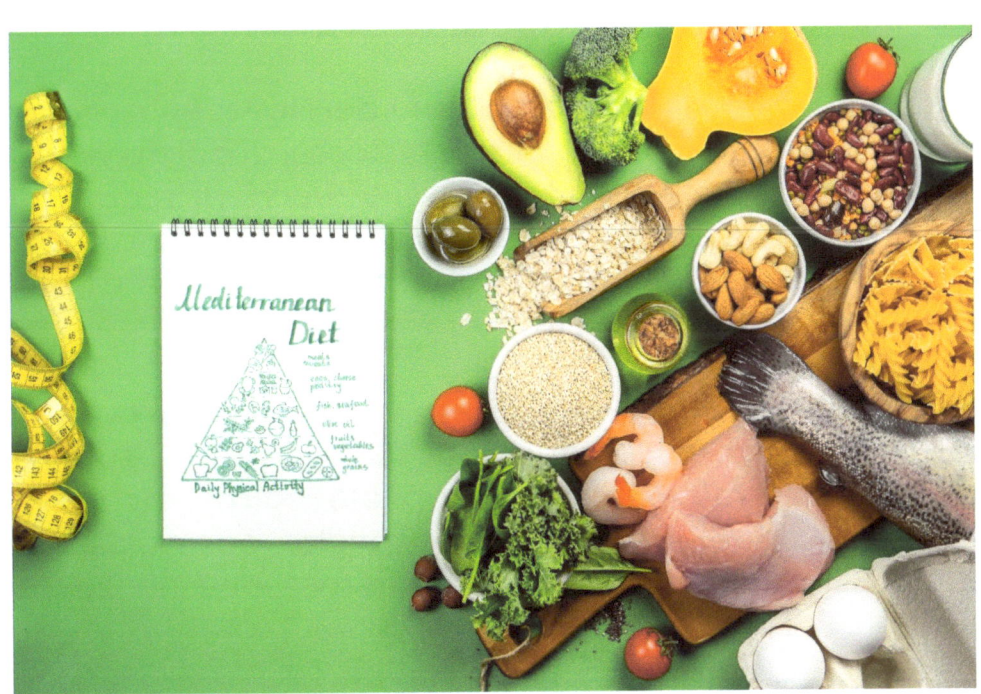

Il regime salvavita

La Dieta Mediterranea può essere considerata come un vero e proprio stile di vita, in quanto è molto più di un semplice regime alimentare. Decantata dai social e dai più grandi mezzi di comunicazione, nasce con l'idea di dare al nostro corpo tutto ciò di cui ha bisogno, senza farci cadere in pericolose tentazioni che alla lunga invalidano gli obbiettivi che una persona si prefigge.
Partendo da questo punto, infatti, la Dieta Mediterranea è utile non soltanto alle persone in sovrappeso o affette da obesità, ma anche a tutti coloro che hanno a cuore la propria salute e desiderano prevenire patologie degenerative connesse all'invecchiamento, forme di cancro e malattie cardiocircolatorie.
Molto spesso si sostituisce un pasto equilibrato, magari composto da proteine e carboidrati, con cibi d'asporto come hamburger o pizze; questi comportamenti sono frequenti soprattutto tra i giovani.
Se infatti si torna indietro ai primi anni del Novecento, si nota che non si faceva uso, se non durante le festività, di dolciumi, carne in abbondanza e alimenti ricchi di grassi o zuccheri. In quel periodo l'alimentazione era composta prevalentemente da cibi proteici: legumi, latte, formaggi, uova, pesce, senza dimenticare l'olio extra vergine d'oliva, la figura più importante fra tutte.

Per includere il regime della Dieta Mediterranea nella vita di ciascun individuo è necessario conoscerlo in tutti i suoi aspetti, perché sarebbe errato pensare che un tale regime, molto distante dalla mentalità del Ventunesimo secolo, possa dare effetti benefici nell'immediato e senza la minima conoscenza dei suoi fondamenti.

Il modello della Dieta Mediterranea si può così riassumere in poche righe:

- consumo esclusivo dell'**olio extravergine d'oliva** (da utilizzare sia durante la cottura dei cibi che come condimento per gli stessi);
- abbondante uso di **alimenti di origine vegetale** (pane, pasta, legumi, verdure e frutta fresca);
- **basso consumo di prodotti di origine animale** e caseari; introduzione del pesce e delle carni bianche;
- **riduzione degli alcolici**, e delle bevande gassate (a causa un altissimo tasso di zuccheri presente al loro interno);

Ma chi ha condotto per la prima volta degli studi sulla dieta mediterranea? Il primo ricercatore e divulgatore in questo ambito è stato Ancel Keys, uno scienziato americano che ha effettuato questi studi nella prima metà del XX secolo.

Secondo le sue ricerche gli abitanti di Creta e dell'Italia meridionale avevano un buon sistema cardiovascolare, a differenza del popolo americano. Da questa interessante scoperta, Keys approfondì gli studi arrivando a comprendere che il loro regime alimentare era completamente diverso da quello degli americani.

Un altro risultato molto sorprendente della sua ricerca fu che l'età media degli abitanti di queste zone era molto superiore rispetto alle altre aree nel mondo proprio perché seguiva un regime alimentare molto più sano, consumando per lo più alimenti che si trovavano in natura.

Tutt'ora gli abitanti del Bel Paese sono tra i più longevi al mondo insieme ai Giapponesi, potendo vantare moltissimi centenari e ultracentenari.

Questa tipologia di dieta tipica dei cretesi e degli italiani risulta quindi ottima non solo per la perdita di peso senza particolari sforzi, ma anche per la forte riduzione di malattie cardiovascolari. Attualmente la Dieta Mediterranea (MD) è uno dei regimi alimentari più validi e nel 2010 è stata riconosciuta dall'UNESCO come "patrimonio orale e immateriale dell'umanità."

Quando si parla di "Dieta Mediterranea" molti credono che si faccia riferimento ai cibi italiani per eccellenza come mozzarella, spaghetti, salsiccia e pizza, ma purtroppo non è così. Questa dieta è molto, molto di più.
Sicuramente oggigiorno sono molte le persone che scelgono di seguire questa dieta per diverse ragioni. La prima di queste è che si può praticare per molto tempo, anche anni, senza troppe rinunce. Non dovrai infatti dire definitivamente addio alla pasta oppure al pane, seppur rispettando le dovute quantità.

Inoltre non occorre acquistare dei prodotti particolari. Come ben saprai, ci sono delle diete che richiedono l'acquisto di integratori particolari o che prevedono prodotti dal costo molto elevato o difficili da trovare in un normale supermercato. Questo nel lungo periodo può generare stress e portare il soggetto a rinunciare definitivamente di seguire una dieta. Non è questo il caso della Dieta Mediterranea, in quanto ogni prodotto è facilmente sostituibile con un altro. Se non potrai acquistare il salmone rosa, potrai prendere il tonno, e potrai sostituire, quando ne avverti la necessità, l'avocado con la pera non zuccherata e così via.
Insomma, tutti i prodotti della Dieta Mediterranea si trovano in qualsiasi supermercato. Se riesci a mantenere una certa costanza potrai perdere peso ma soprattutto ti accorgerai di avere molte più energie rispetto a prima.

Come in tutte le altre diete ci sono anche dei piccoli contro da prendere in considerazione. Se sei una persona che vorrebbe perdere molto peso in pochissime settimane probabilmente questo non è il regime alimentare che dovresti seguire.

Questa dieta porta a risultati nel lungo periodo, ce ne sono altre che invece ti permettono di perdere anche diversi kg in poche settimane, tuttavia in seguito portano il tuo organismo a ricadere velocemente nelle cattive abitudini alimentari. Quindi se stai lottando contro una forte obesità (almeno 30 kg al di là del tuo peso corporeo), probabilmente non è l'ideale.

Anche se la Dieta Mediterranea si può considerare come una dieta flessibile, dovrai comunque fare qualche piccolo sacrificio. Sono da evitare, quindi, i dolci ricchi di calorie e il cibo spazzatura dei fast food.

Capitolo 2

Carboidrati e grassi

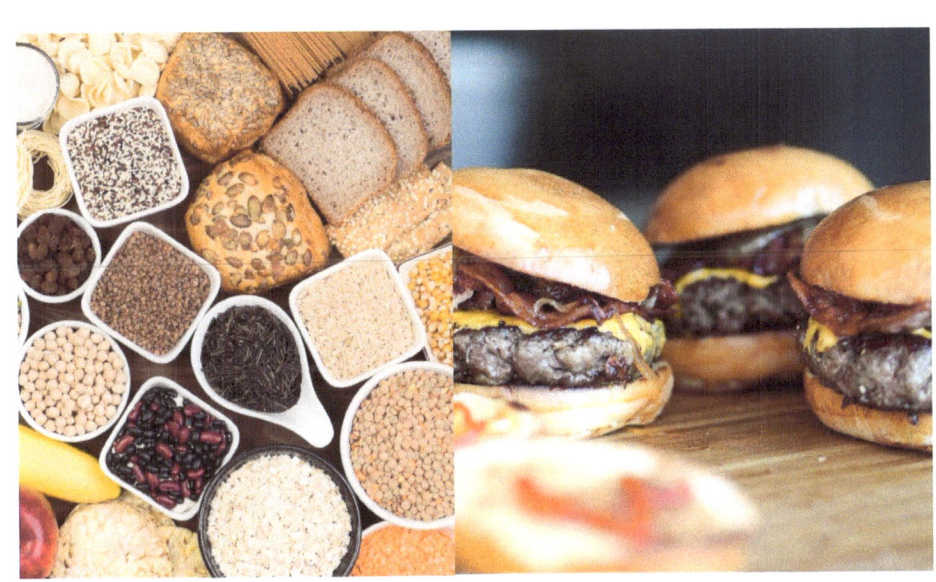

Cosa sono i carboidrati?

All'interno della famiglia dei carboidrati si trovano un'ampia gamma di alimenti: pane, frutta, verdura, riso, fagioli, latte, popcorn, patate, biscotti, torte, spaghetti, e mais.

L'apparato digerente ha la funzione di scomporre i carboidrati e di convertirli in glucosio. Le cellule utilizzano questo macronutriente come fonte di energia: questo è il motivo per cui i carboidrati migliorano il funzionamento degli organi interni, dei muscoli, e del sistema nervoso.
Se il corpo non dispone di una fonte adeguata di zuccheri, potrebbe trarre l'energia di cui necessita attingendo ai depositi di proteine e grassi. Una volta esaurite le riserve di glicogeno (glucosio immagazzinato nei muscoli e nel tessuto magro), l'organismo sintetizza proteine e grassi alimentari contenuti nei muscoli per fornire al sangue il glucosio necessario per soddisfare i bisogni energetici: questo meccanismo è potenzialmente dannoso per la salute, pertanto si devono sempre introdurre, e selezionare correttamente, i carboidrati all'interno di un piano alimentare bilanciato.

I principali alimenti che hanno al loro interno una grande quantità di carboidrati e altri nutrienti importanti sono:

Frutta: ricca di fibre, vitamina A, vitamina C, acido folico, potassio, e, spesso, vitamina E.

Verdure: fibre, proteine, vitamina A, vitamina C, spesso vitamina E, e potassio.

Cereali integrali e cibi a base di cereali: ricchi di fibre, proteine e alcune vitamine del gruppo B.

Legumi: folati, potassio, ferro e altri minerali.

Latticini: proteine, vitamina D, calcio, fosforo, potassio, riboflavina e vitamina B12.

Anche gli alimenti trasformati chimicamente, come ad esempio le bibite gassate, gli snack, i biscotti, le patatine e l'alcol contengono carboidrati. Questi, però, sono generalmente considerati una cattiva scelta alimentare e dovrebbero essere consumati raramente, poiché lo zucchero e la farina contenuti in tali cibi sono altamente raffinati. Una dieta ricca di carboidrati e alimenti trasformati chimicamente è causa di malattie cardiache e di diabete di tipo 2.

I tre carboidrati principali presenti negli alimenti

Qui di seguito si potrà trovare un elenco dei i tre carboidrati base che si trovano all'interno degli alimenti: zuccheri semplici, amidi, fibre.

<u>Gli zuccheri semplici sono disponibili in due varietà:</u>
I primi sono i monosaccaridi che vengono digeriti rapidamente e quasi immediatamente assimilati dall'organismo grazie alla loro struttura "semplice" (si pensi alla frutta, ai succhi di frutta, al miele).
I secondi sono, invece, i disaccaridi, che agiscono quasi allo stesso modo dei primi, ma hanno una struttura molecolare più grande. I disaccaridi, tuttavia, appartengono agli zuccheri raffinati, infatti hanno un sapore molto dolce (si pensi allo zucchero bianco, alle caramelle etc.).

<u>Gli amidi</u>
La seconda tipologia base dei carboidrati riguarda gli amidi, o quelli che considereremo carboidrati complessi (i polisaccaridi), che si trovano ad esempio nelle patate, nel grano, nel riso e nel mais. Questi vengono assorbiti più lentamente e richiedono un tempo maggiore per essere convertiti in energia.

Le fibre

Infine, ci sono le fibre (crusca, legumi, frutta secca).Queste sostanze organiche non possiedono un alto valore energetico, ma svolgono un'importante funzione regolatrice per il benessere intestinale, e contribuiscono ad aumentare il senso di sazietà. Hanno inoltre la capacità di ridurre il colesterolo e rallentare l'assorbimento dei grassi.

Perché si dice che la pasta fa ingrassare?

Quando il corpo ingerisce un carboidrato, mira a convertirlo in glucosio, in modo che l'organismo possa utilizzarlo il prima possibile. Se c'è un eccesso di carboidrati, il macronutriente verrà immagazzinato sotto forma di glicogeno. Il problema nasce quando le riserve di energia superano una determinata soglia: in questo caso, l'eccesso di zuccheri non si converte più in energia, bensì in grasso, che si accumula nel tessuto adiposo e può espandersi all'infinito.
La maniera per ingerire carboidrati senza ingrassare è semplice: basta controllare l'indice glicemico di ogni cibo.

L'indice glicemico (IG) è una scala che indica la velocità con cui un carboidrato viene convertito in glucosio; più alto è il numero, più veloce sarà la conversione. Quando si ingerisce un alimento con un elevato indice glicemico, immediatamente si innalzano i livelli di glicemia nel sangue; proprio per questo motivo, sono preferibili cibi con un indice basso.

In che modo l'indice glicemico è utile?

Sia per coloro che seguono una dieta dimagrante, sia per chi mira al proprio benessere, è importante costruire un regime alimentare basato sui cibi a basso indice glicemico per ridurre i picchi di glucosio, prevenendo, così, l'insorgenza del diabete di tipo 2: ciò è possibile solo attraverso l'analisi degli alimenti a basso indice glicemico e il consumo di questi ultimi durante i pasti, soprattutto quelli principali.
La tabella mostrata qui di seguito divide gli alimenti sulla base del loro IG.

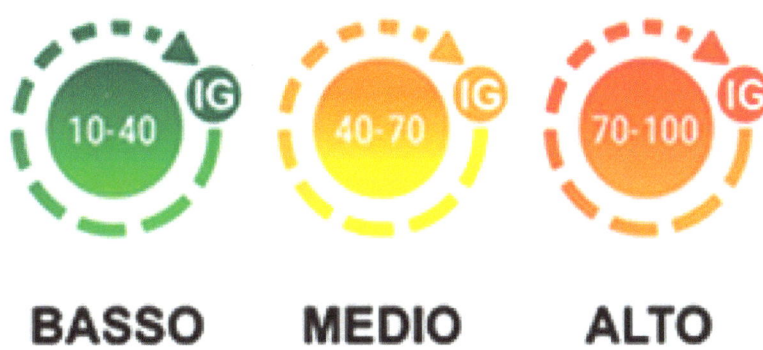

Ecco come interpretare la scala:

BASSO INDICE GLICEMICO

- Prugna
- Albicocca
- Pere
- Bastoncini pesce
- Yogurt
- Piselli bolliti
- Latte magro
- Latte di soia
- Pesche in Scatola
- Fagioli bolliti
- Pesca fresca
- Mela
- Salsiccia
- Latte intero
- Ciliegie
- Lenticchie
- Fruttosio puro
- Yogurt magro
- Arachidi

MODERATO INDICE GLICEMICO

- Ananas
- Gelato
- Kellogg's Special K
- Muesli
- Coca Cola
- Spaghetti Barilla cotti
- Banana
- Kiwi
- Mango
- Pane di Segale
- Succo d'Ananas
- Succo di Pompelmo
- Maccheroni
- Carota
- Uva
- Pere in Scatola
- Yogurt alla frutta
- Arancia
- All-Bran

ELEVATO INDICE GLICEMICO

- Maltosio
- Datteri (secchi)
- Maltodestrine
- Glucosio
- Pane bianco
- Cornflakes (Kellogg's)
- Miele
- Patate al forno
- Pizza al formaggio
- Gatorade
- Pane di frumento senza glutine
- Patate fritte
- Zucca
- Crackers
- Melone
- Cocomero

- Popcorn
- Riso arborio
- Fanta
- Saccarosio e Zucchero di Canna
- Croissant
- Biscotti (Oro Saiwa, Italia)
- Patate comuni bollite
- Patate dolci

Si sottolinea a questo punto, che la soluzione spesso osannata di mangiare solamente più frutta e verdura non può essere efficace, in quanto c'è bisogno di introdurre comunque altri alimenti. Se si intende consumare un pasto più abbondante per placare la fame, si possono aggiungere le verdure a basso carico glicemico.

Per esempio gli spinaci e gli asparagi, scelte migliori rispetto al mais e ai piselli (con un IG più elevato).

Sviluppare un corpo snello utilizzando i carboidrati

Tecnicamente esiste solo una forma di macronutrienti: i carboidrati, e questa categoria possiamo suddividerla in due sottocategorie note come carboidrati "semplici" e "complessi"; ciononostante, si può riformulare una classificazione alternativa se l'obbiettivo è quello di perdere il grasso in eccesso, e accelerare il metabolismo:

Categoria 1: verdure.
Questa è la classe di carboidrati che si dovrebbe mangiare di più per perdere peso. Sarebbe raccomandabile introdurre una porzione di verdure fresche, preferibilmente crude, in quasi tutti i pasti della giornata.

Categoria 2: carboidrati moderatamente raffinati
A questa categoria appartengono il pane integrale, la pasta e altri prodotti completamente naturali. Questa classe di carboidrati può essere inserita all'interno di un regime sano con moderazione, poiché sono alimenti sicuramente più calorici rispetto a quelli elencati sopra.

Categoria 3: carboidrati altamente raffinati
Tra questi è possibile menzionare il pane bianco, i biscotti, le torte, e altri dolci, o cibi non naturali (meglio conosciuti come "cibo spazzatura"). Questa categoria di carboidrati è la categoria da evitare totalmente per chi mira al dimagrimento.

Comprendere i grassi e il loro ruolo in una dieta sana

Sia i grassi che i carboidrati svolgono un ruolo importante nella nutrizione. Sarebbe impossibile e poco saggio rimuovere i grassi dalla dieta poiché questi ultimi sono importanti sia per la produzione di energia che per trasportare in tutto il corpo vitamine liposolubili, come la vitamina D, la vitamina E e la vitamina K. Essi inoltre rivestono un ruolo molto importante nella regolazione ormonale e proteggono il sistema cardiovascolare.

Malgrado i grassi svolgano un ruolo benefico per determinati organi, tante persone contraggono ictus, cancro e aterosclerosi proprio a causa del loro abuso. La maggior parte dei nutrizionisti suggerisce infatti di assumerne un quantitativo pari al 30-40% dell'apporto calorico giornaliero, e non oltre.

A fare la differenza sono anche le tipologie di grassi che si ingeriscono. Bisognerebbe infatti ridurre al minimo i grassi saturi e i grassi trans (che si trovano negli alimenti altamente raffinati quali snack dolci, torte, biscotti etc.) privilegiando quelli insaturi.

Capitolo 3

Le proteine

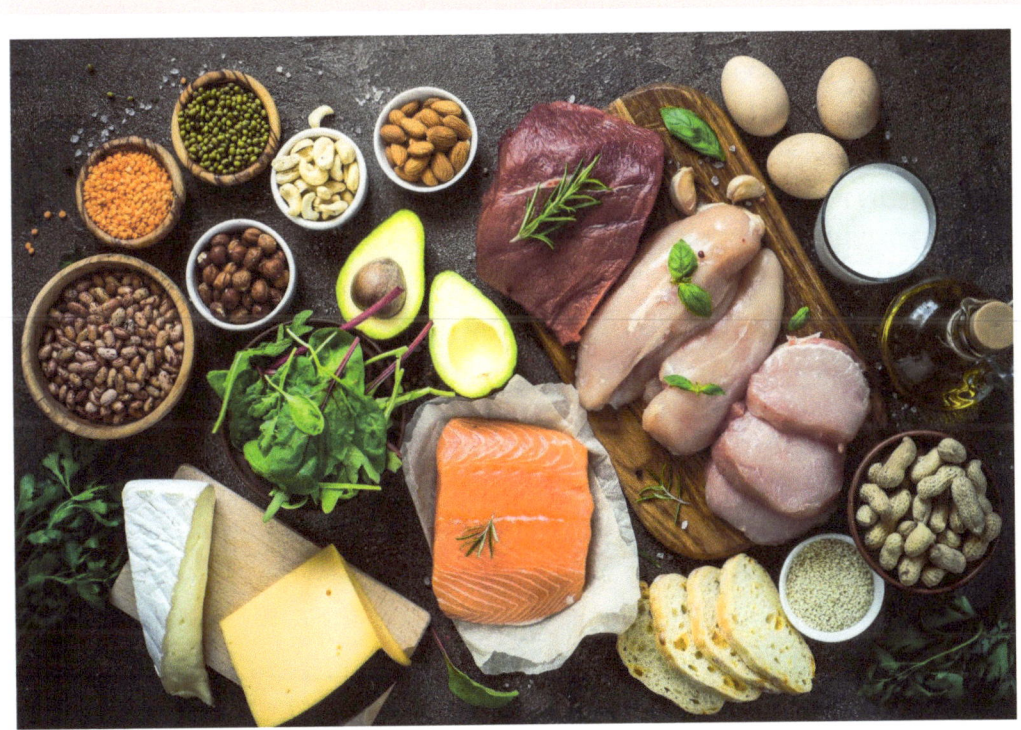

Funzione proteiche

Tra le tante biomolecole è possibile trovare le proteine, le quali, insieme ai grassi e ai carboidrati, svolgono un ruolo chiave per il corretto funzionamento dell'organismo. Esse fortificano le ossa e i muscoli, rafforzano il sistema immunitario, forniscono energia, regolano l'attività e la funzione cellulare e contribuiscono alla sintesi degli ormoni.
Le proteine sono presenti in tutte le cellule del corpo, inoltre danno l'avvio a tutti i processi biologici.

I 22 alimenti dall'elevato contenuto proteico

Le proteine sono essenziali da inserire all'interno di una dieta equilibrata, soprattutto per i bambini, gli adolescenti, e le donne in gravidanza.
Queste biomolecole sono contenute per lo più negli alimenti di origine animale, come la carne (tacchino, pollo, vitello, etc.) il pesce (tonno, salmone, gamberi, etc.) il latte e nei suoi derivati e le uova. Si trovano in misura minore anche negli alimenti di origine vegetale come la soia, i legumi, i cereali e le noci.
Un'assunzione adeguata di proteine si rivela necessaria per tutti, in maniera particolare per gli atleti, o in generale per chi pratica uno sport e mira a ottenere ottimi risultati. Sono molto raccomandate anche per chi è attento alla linea, in quanto queste sostanze rafforzano il sistema muscolare, saziano, e aiutano a mantenere stabile il peso corporeo.
Ecco qui di seguito una carrellata dei principali alimenti proteici che non dovrebbero mai mancare all'interno di una dieta equilibrata.

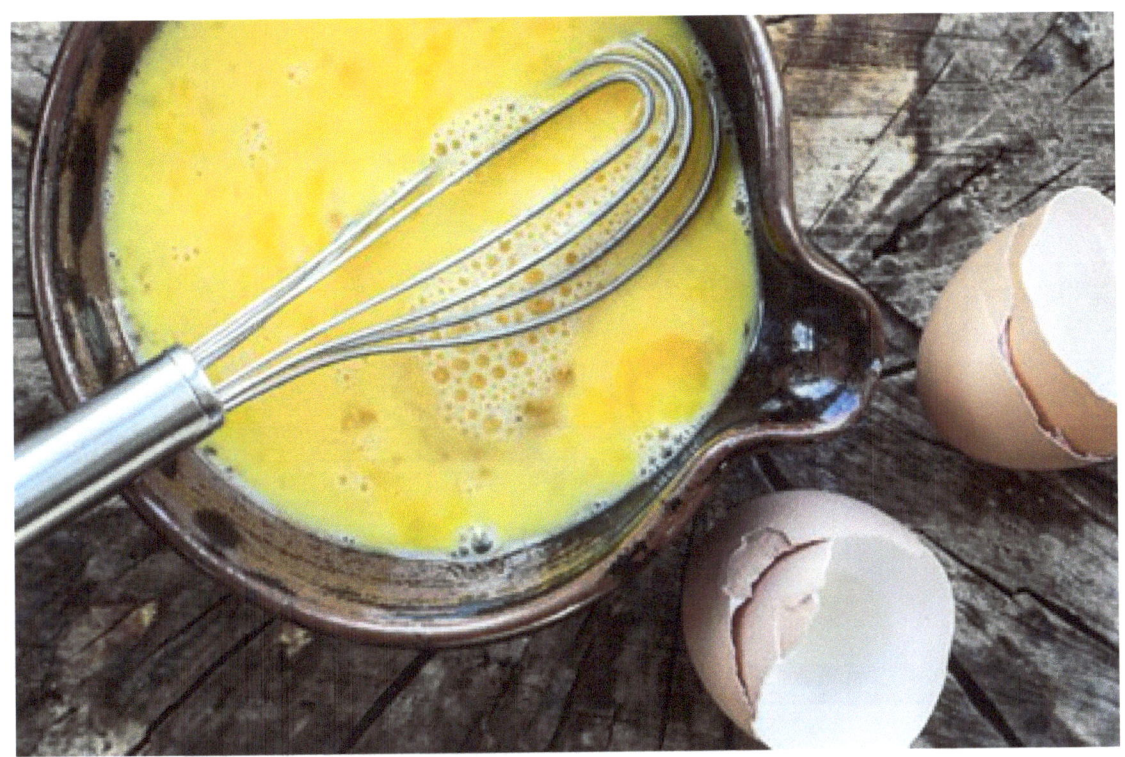

Uova

Le uova sono uno degli alimenti più proteici presenti in natura (13 grammi per unità). La parte più ricca di proteine è il tuorlo, ma qui si concentrano anche i livelli più alti di colesterolo e grassi. Molti atleti quindi preferiscono mangiare solamente l'albume.

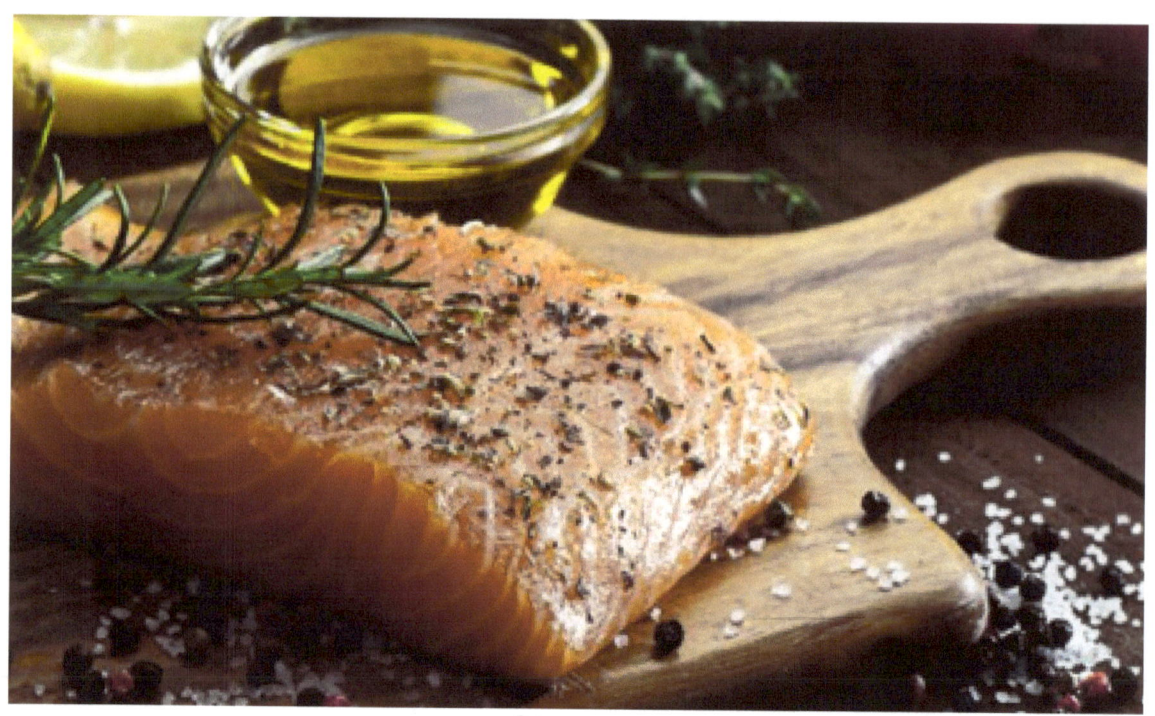

Salmone

Il salmone è un'eccellente fonte di proteine di alta qualità, con circa 20 grammi su ogni porzione di 100 grammi. È anche un pesce ricco di grassi sani -omega 3-, quindi è un alimento altamente raccomandato in qualsiasi dieta.

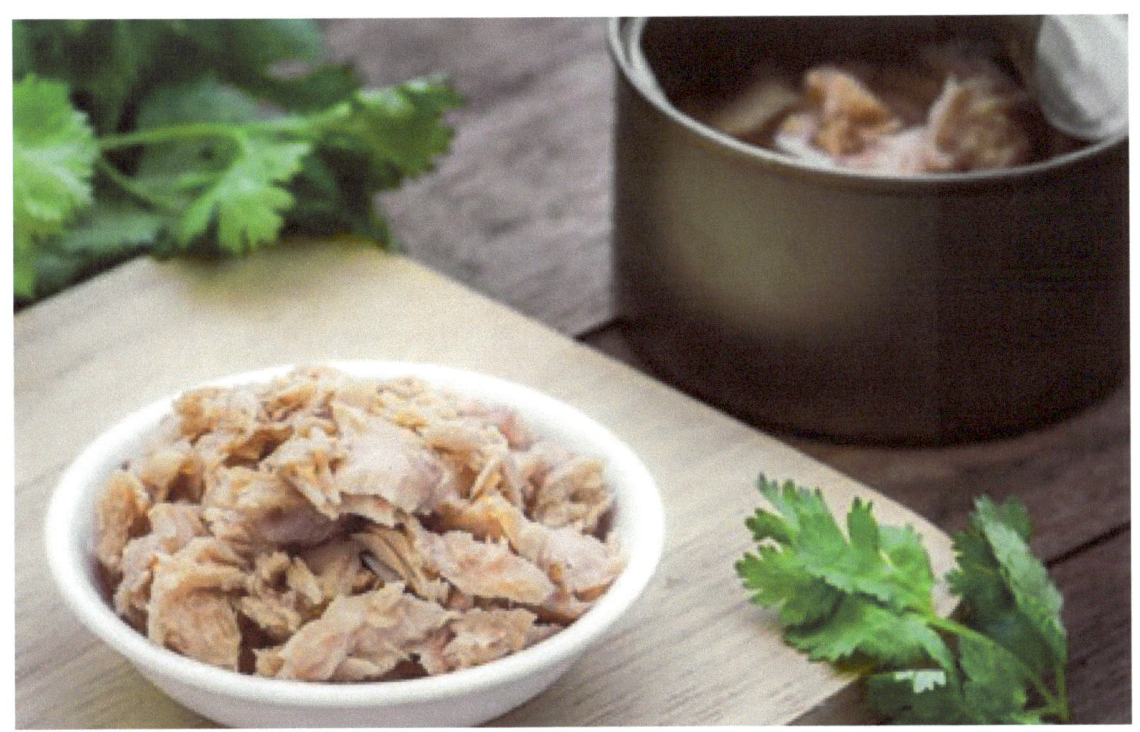

Tonno

Il contenuto proteico del tonno dipende dalla sua cottura e dal suo consumo. Il tonno in scatola, sott'olio o naturale, di solito contiene più proteine del tonno fresco: una singola confezione può fornire 12 grammi di proteine. Tuttavia, le lattine contengono anche una maggiore concentrazione di sodio, quindi non dovrebbero nemmeno essere abusate.

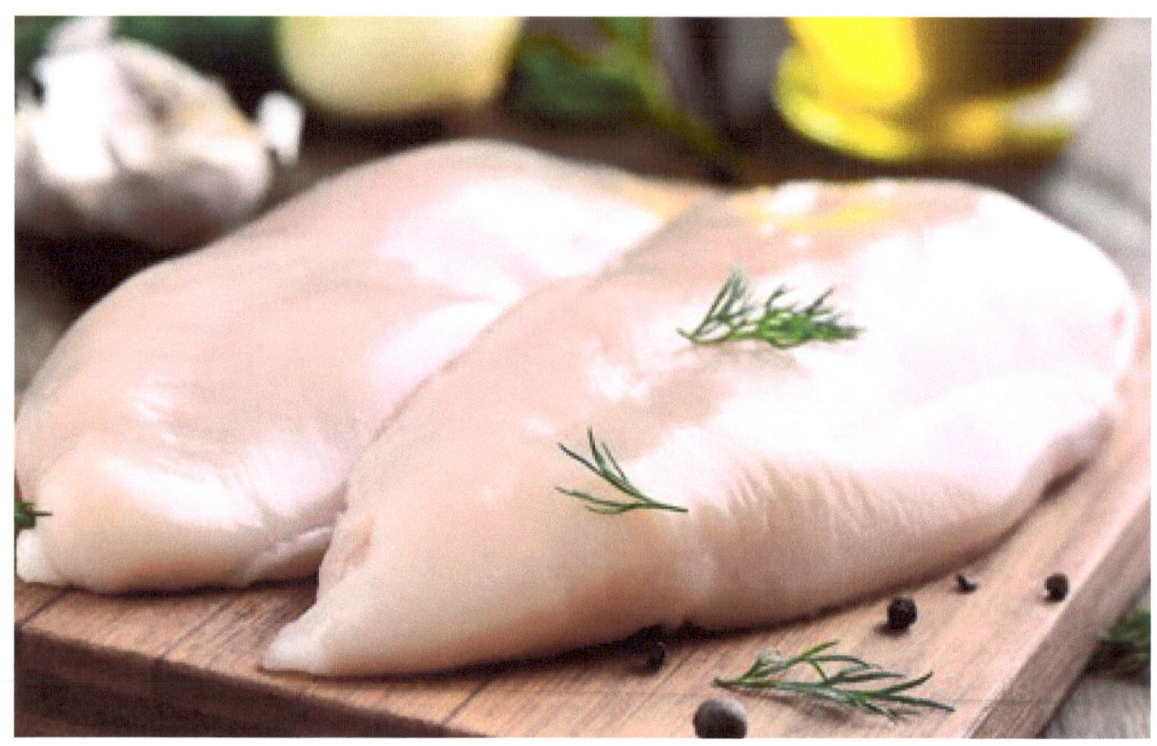

Pollo

Il petto di pollo è la carne bianca che ha il più alto apporto proteico (22 grammi per 100 grammi di prodotto). Inoltre, se grigliato, ha meno calorie e grassi rispetto ad altre carni, per questo motivo è un alimento molto consumato dagli atleti.

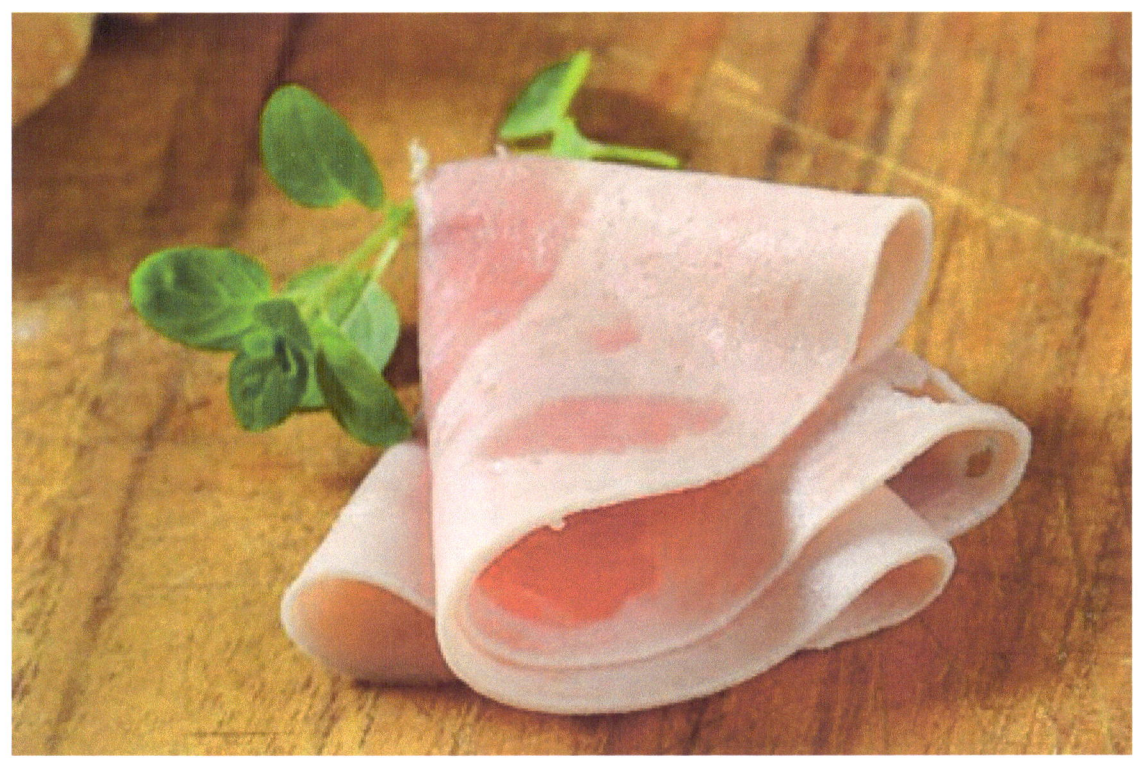

Tacchino

Insieme alla carne di pollo, il petto di tacchino è una delle carni più raccomandate, in quanto fornisce un'alta quantità di proteine - circa 24 grammi - per 100 grammi di prodotto e la sua percentuale di grassi non raggiunge il 2%.

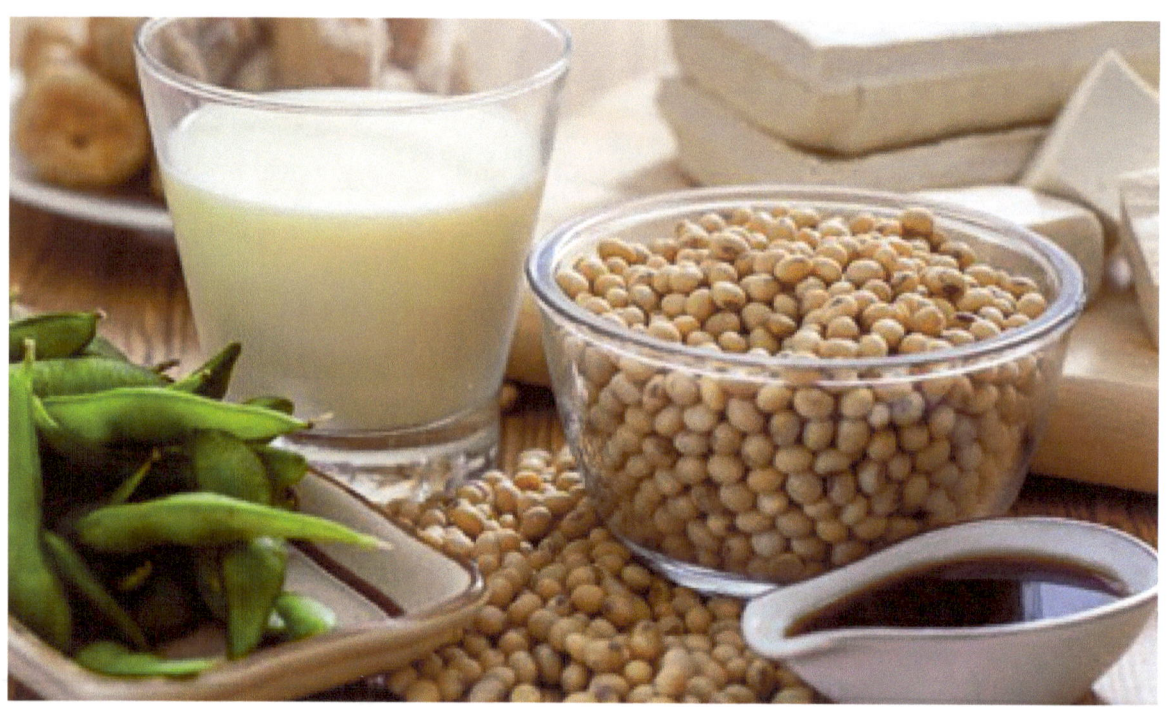

Soia

La soia è il cibo di origine vegetale con il più alto apporto proteico 36 grammi per 100 grammi di cibo. Questo lo rende un legume particolarmente nutriente che è perfetto per vegetariani o vegani, che non consumano carne.

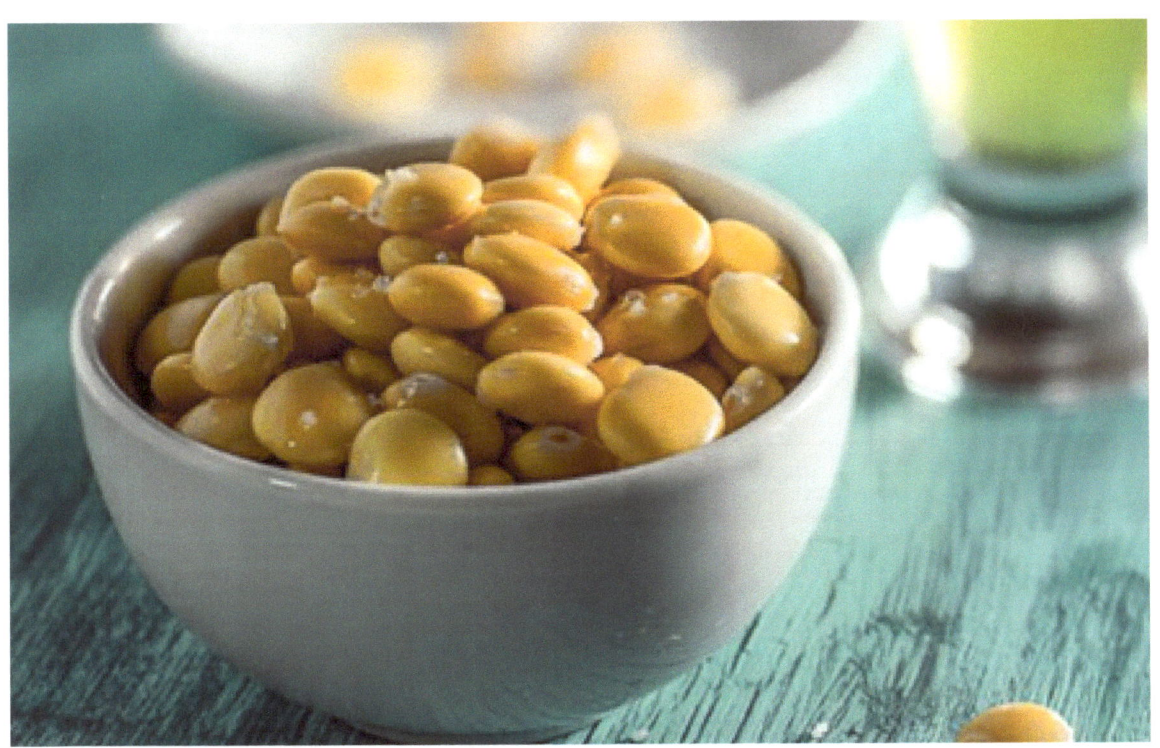

Lupini

I lupini sono legumi simili ai fagioli verdi, anche se non sono troppo popolari. Tuttavia, questi legumi, che possono essere consumati cotti o in scatola come aperitivo, sono senza glutine e forniscono fino a 36 grammi di proteine per 100 grammi di prodotto.

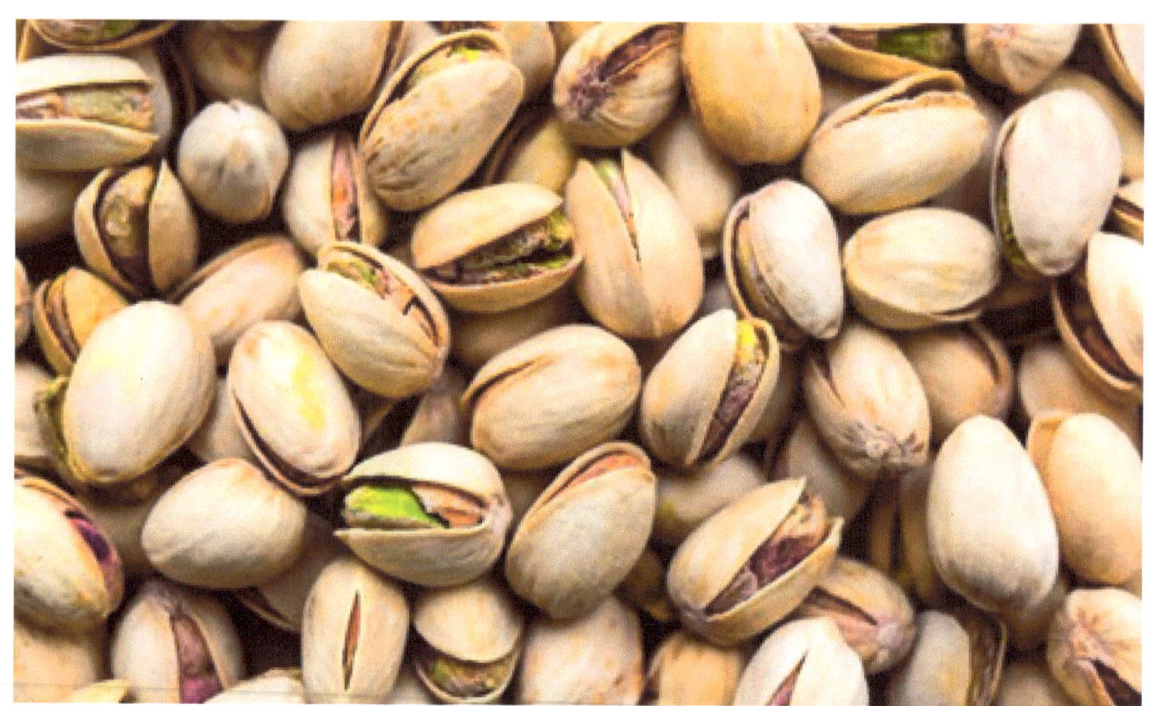

Frutti secchi

Arachidi e pistacchi sono i frutti secchi più ricche di proteine, rispettivamente con 24 grammi e 19 grammi per 100 grammi. Questo li rende uno spuntino ideale. Però attenzione, una manciata ti basterà.

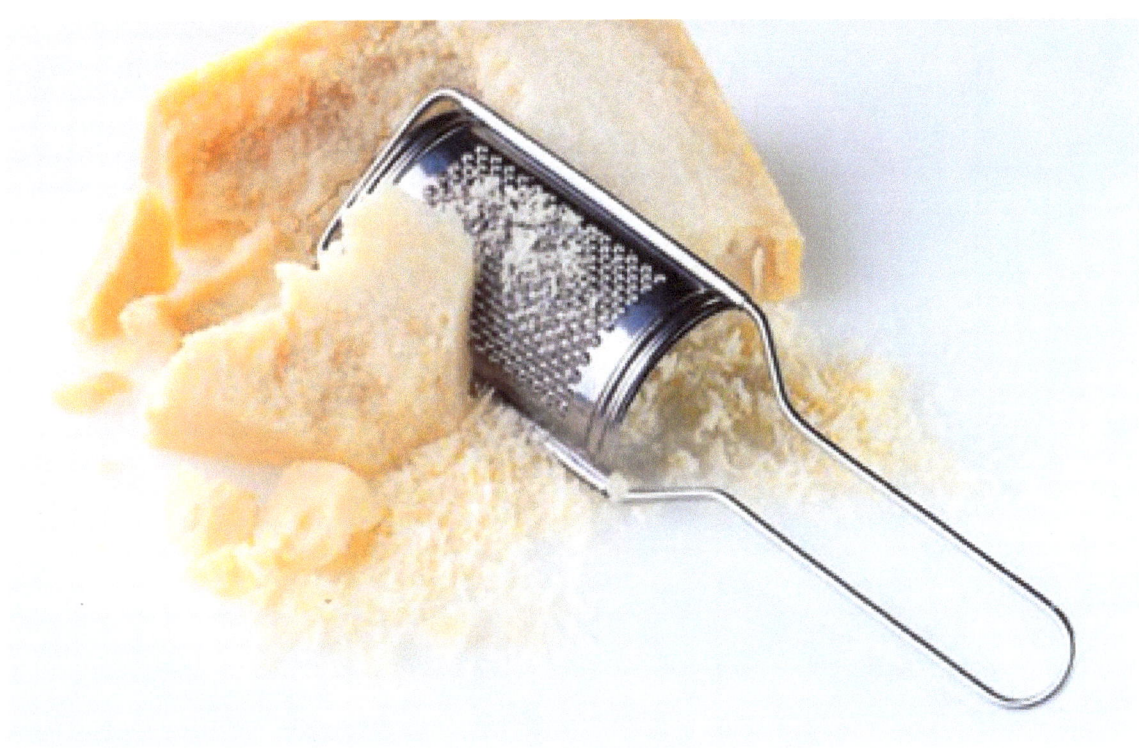

Parmigiano

Il parmigiano è uno dei formaggi più proteici, con una quantità di circa 28 g per 100 grammi di prodotto. Una porzione ti darà una quantità significativa di proteine, ma dovresti stare attento al suo contenuto di grassi e calorie.

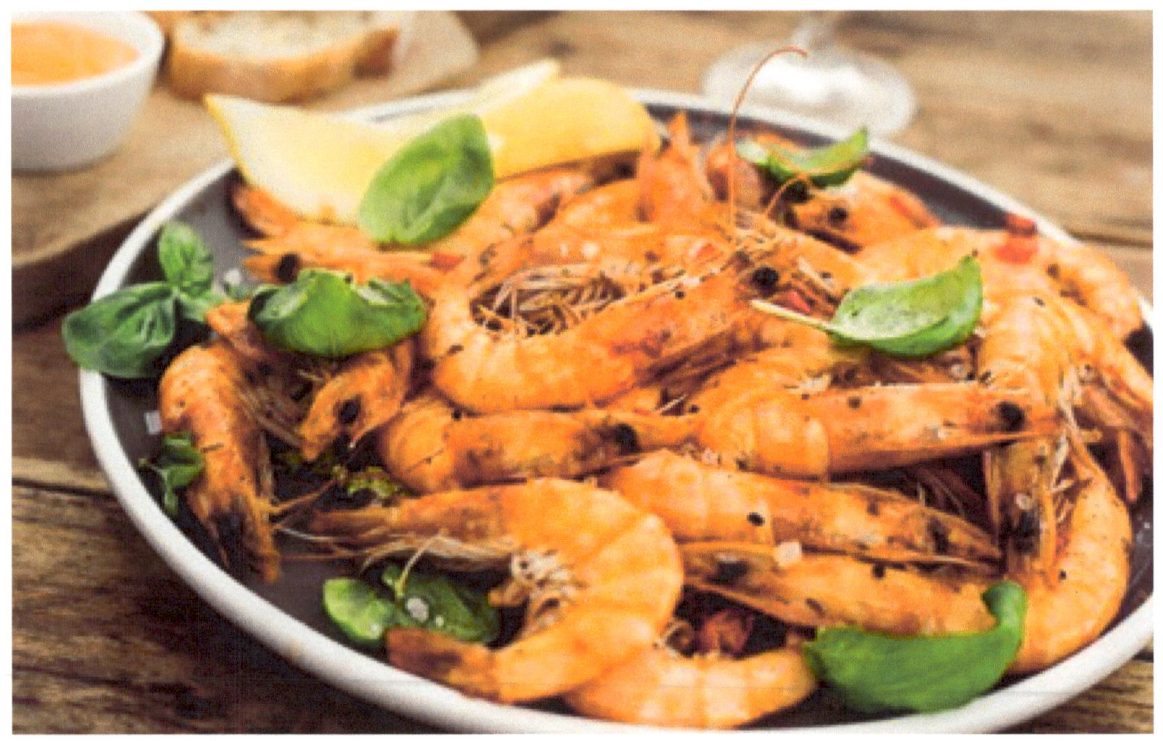

Gamberi

I gamberi sono un'eccellente fonte di proteine, con 24 grammi per ogni 100 grammi di questo crostaceo. I suoi nutrienti sono meglio utilizzati dal corpo quando vengono consumati bolliti o cotti al vapore.

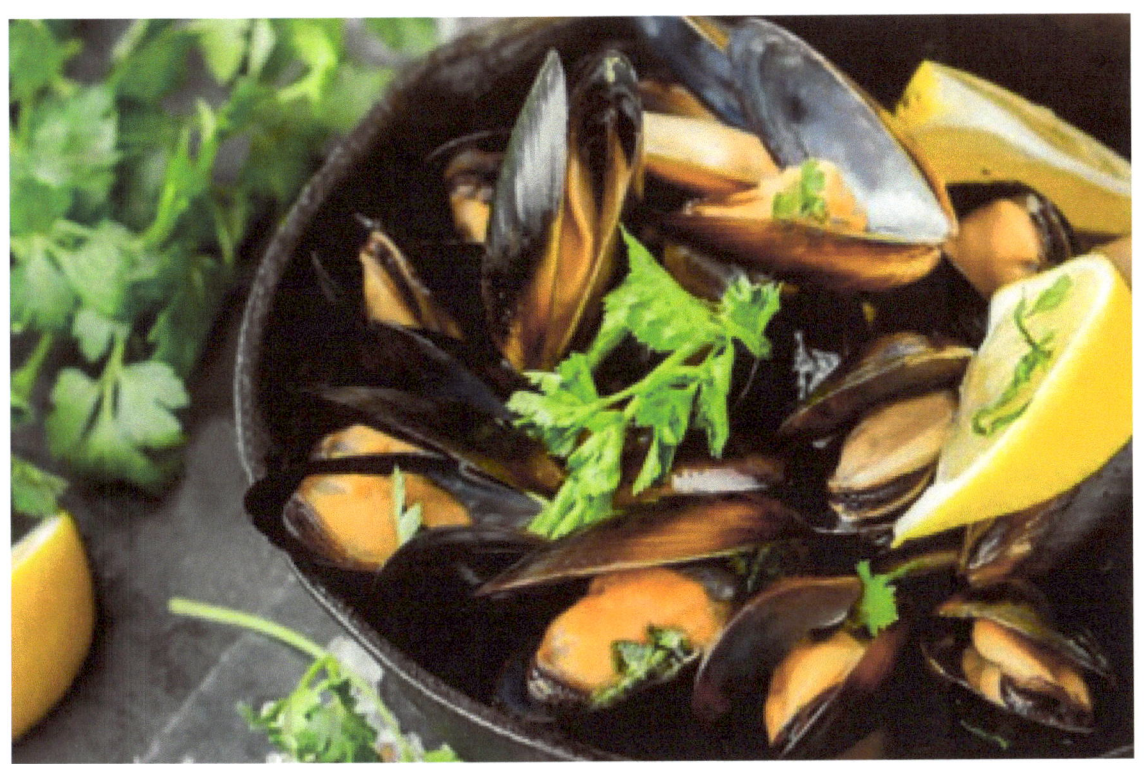

Cozze

Una tazza di cozze contiene quasi 18 grammi di proteine o il 30% della quantità giornaliera raccomandata per una persona. Questi molluschi sono anche ricchi di vitamine, minerali e amminoacidi.

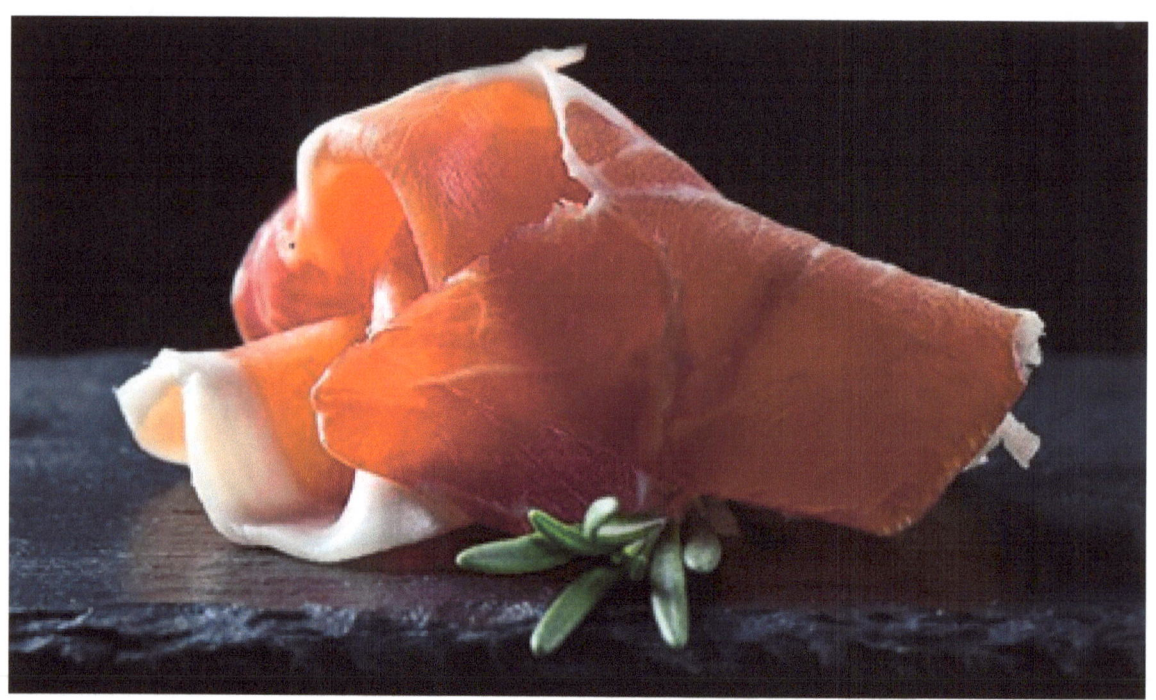

Prosciutto

Con circa 30 grammi di proteine per 100 grammi di prodotto, il prosciutto è un'importante fonte di proteine per il nostro corpo.

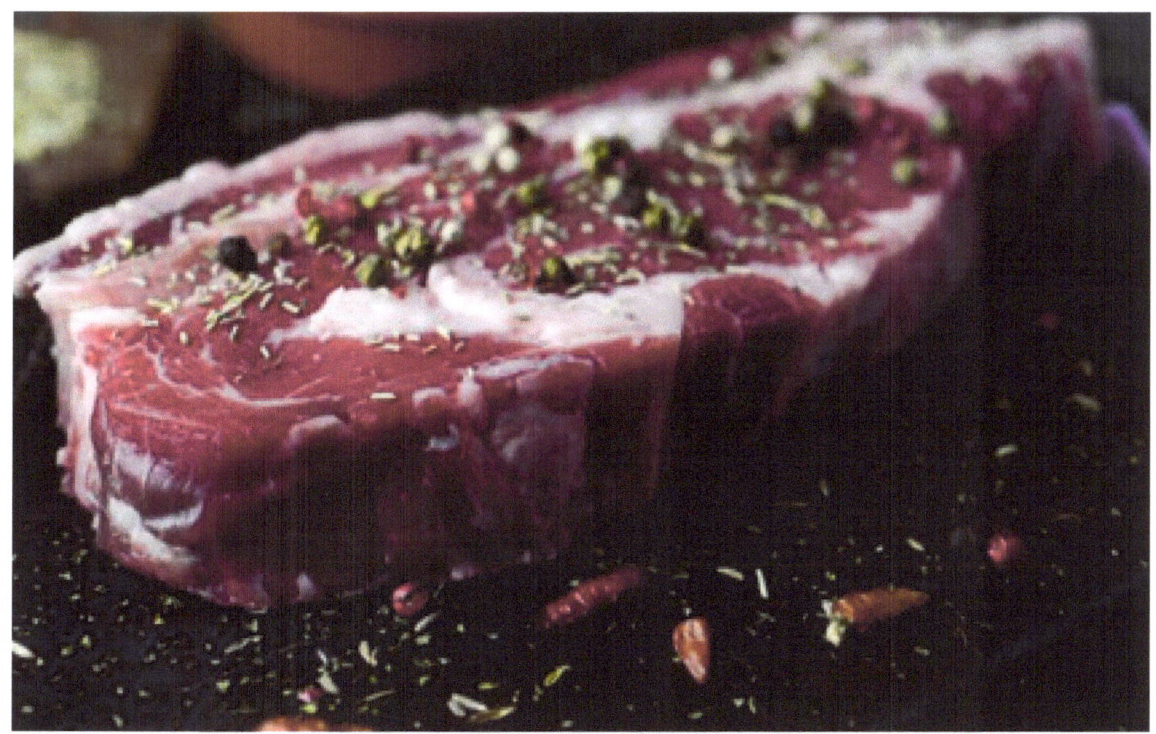

Vitello

Le proteine della carne bovina sono forse le più consumate dopo il pollo nella dieta degli atleti. Una porzione da 100 grammi contiene 24 grammi di proteine di alta qualità biologica. Tuttavia, poiché la carne bovina è una carne rossa che ha anche colesterolo e grassi, è consigliabile non abusare del suo consumo.

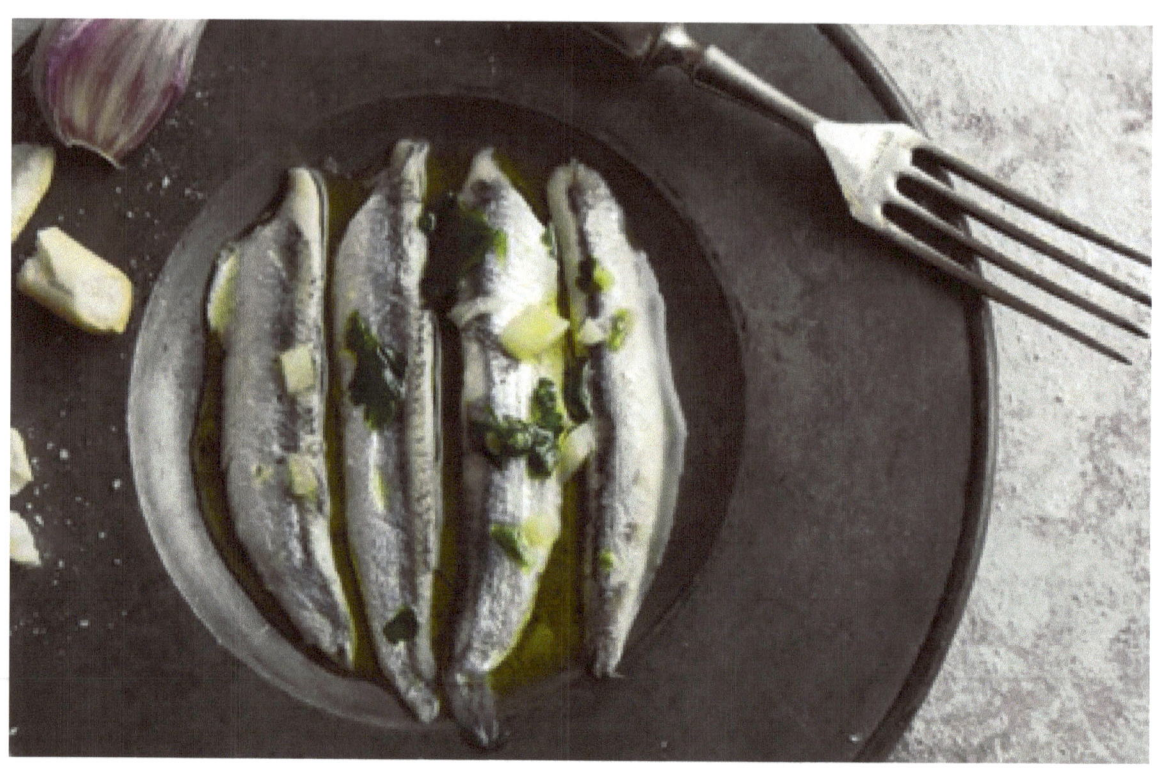

Acciughe

Le acciughe sono un po' più caloriche di altri pesci, ma contengono anche più proteine della media dei frutti di mare, con circa 28 grammi per 100 grammi di prodotto. Hanno anche grassi sani.

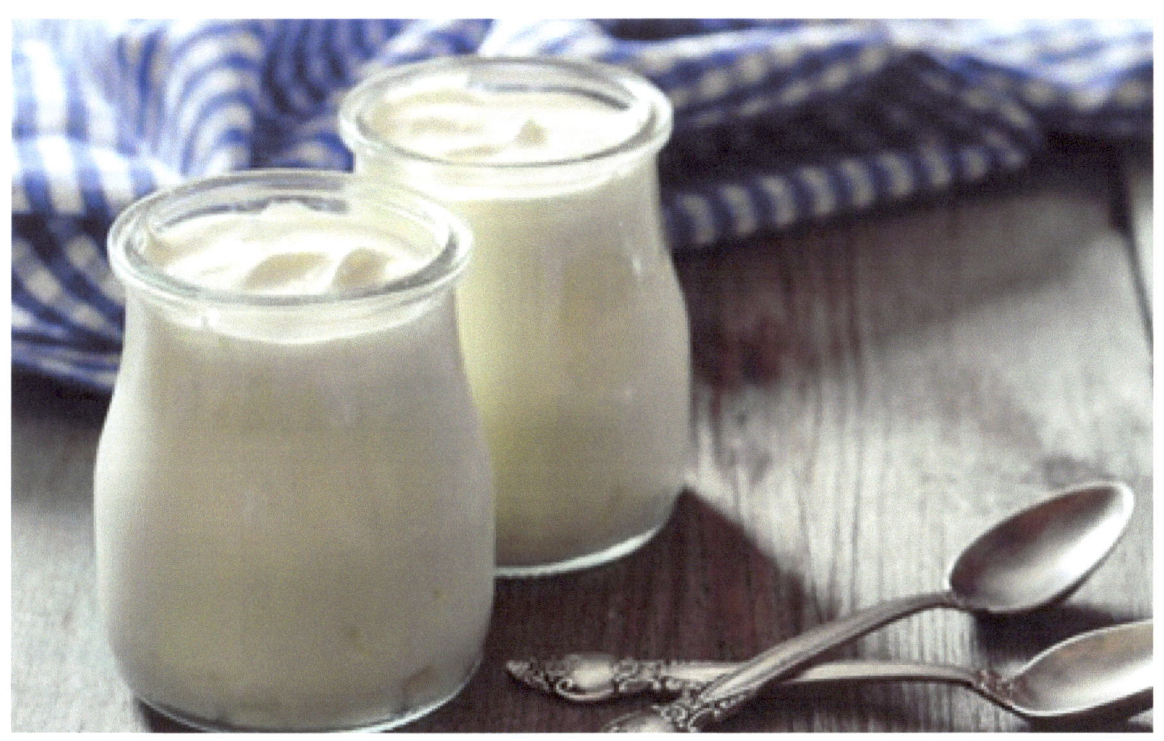

Yogurt greco

Lo yogurt greco può fornire fino al doppio delle proteine di uno yogurt comune, in quanto è un prodotto molto più concentrato e nella sua produzione non perde caseina, una proteina di digestione lenta. Uno yogurt greco ha una media di 10 grammi di proteine.

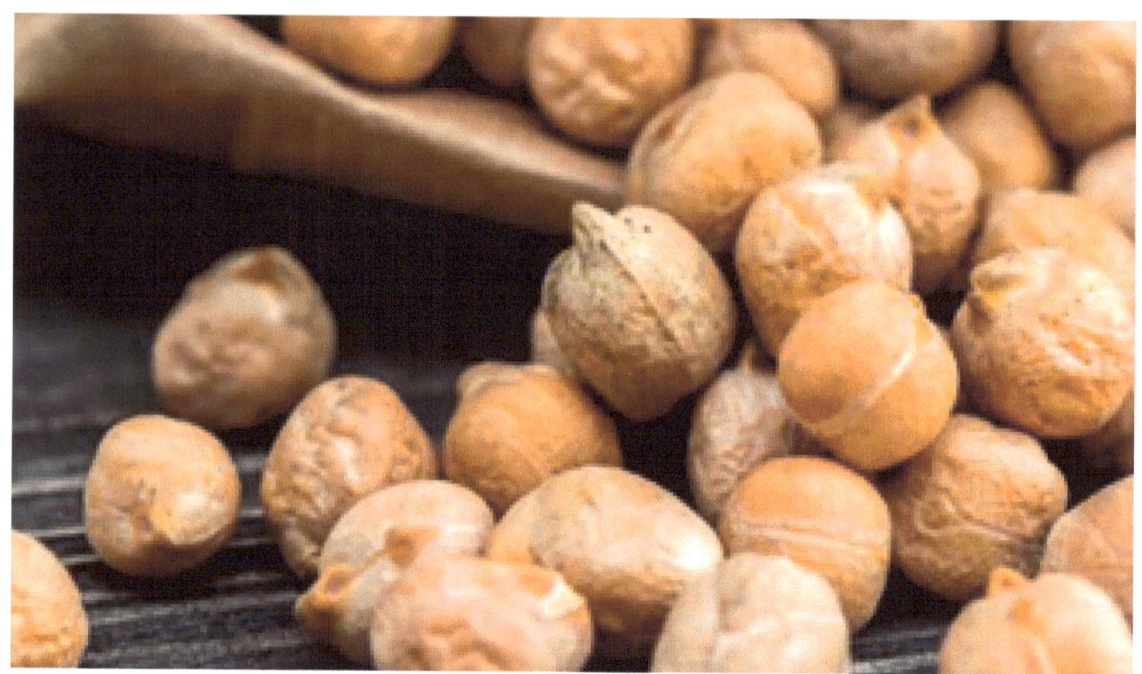

Ceci

I ceci sono uno dei legumi più consumati nel nostro paese. Puoi beneficiare dei suoi nutrienti e proteine, poiché 100 grammi di ceci contengono 19 grammi di proteine. Ideale per preparare piatti caldi in inverno e insalate fredde in estate.

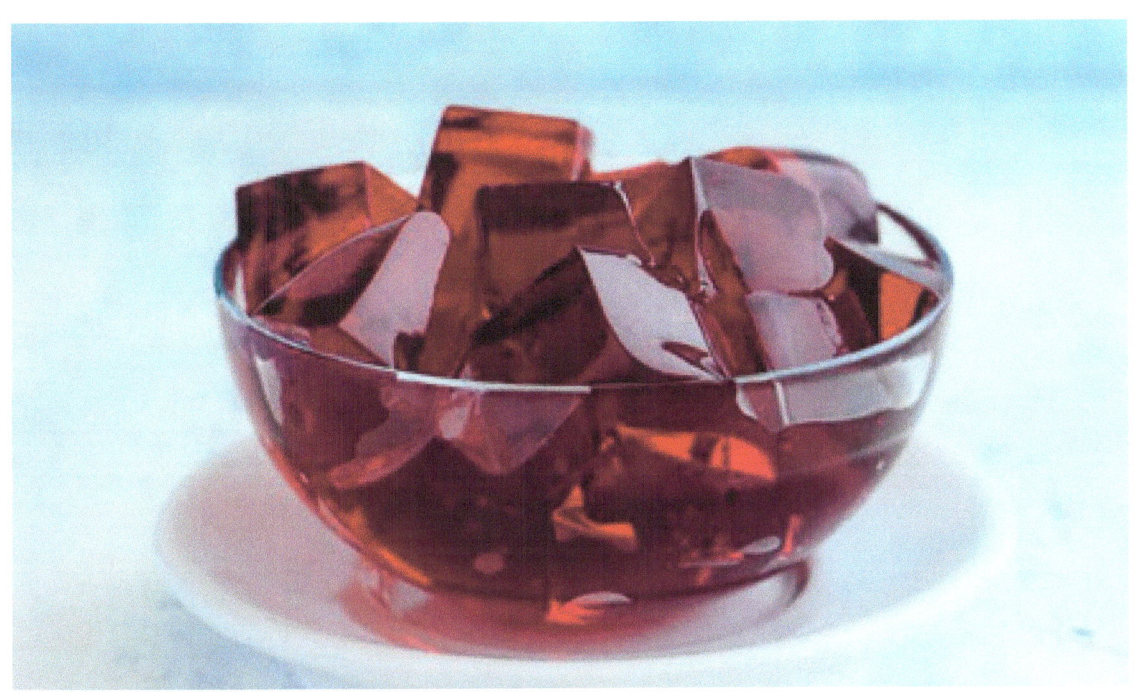

Gelatina

La gelatina è un dessert che mangiamo fin dall'infanzia. Anche se non sembra, ha un'alta concentrazione di proteine: per ogni 100 grammi stiamo ingerendo 84 grammi di questa sostanza. Un bel prodotto da includere nella nostra dieta.

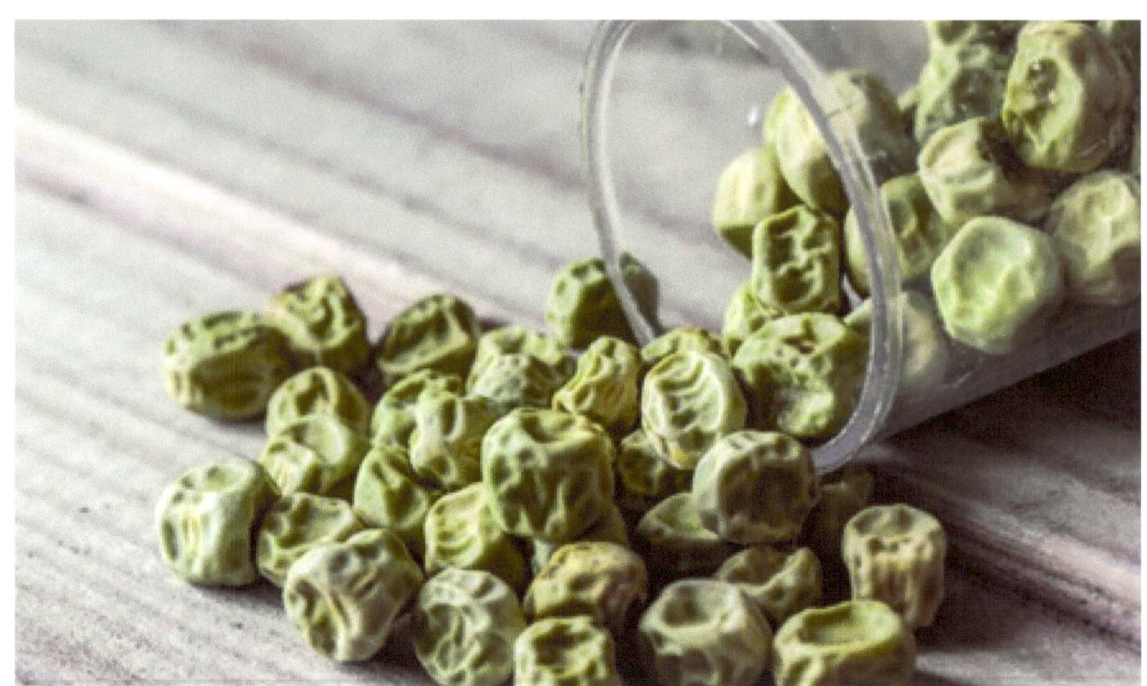

Piselli secchi

I piselli secchi sono enfatizzati nelle più alte posizioni dei legumi proteici, insieme ai ceci. Inoltre, se introduciamo piselli secchi nella nostra dieta forniremo al nostro corpo 22 grammi di questa sostanza. Non perdere l'occasione di beneficiare delle sue proteine mentre ti godi il suo delizioso sapore.

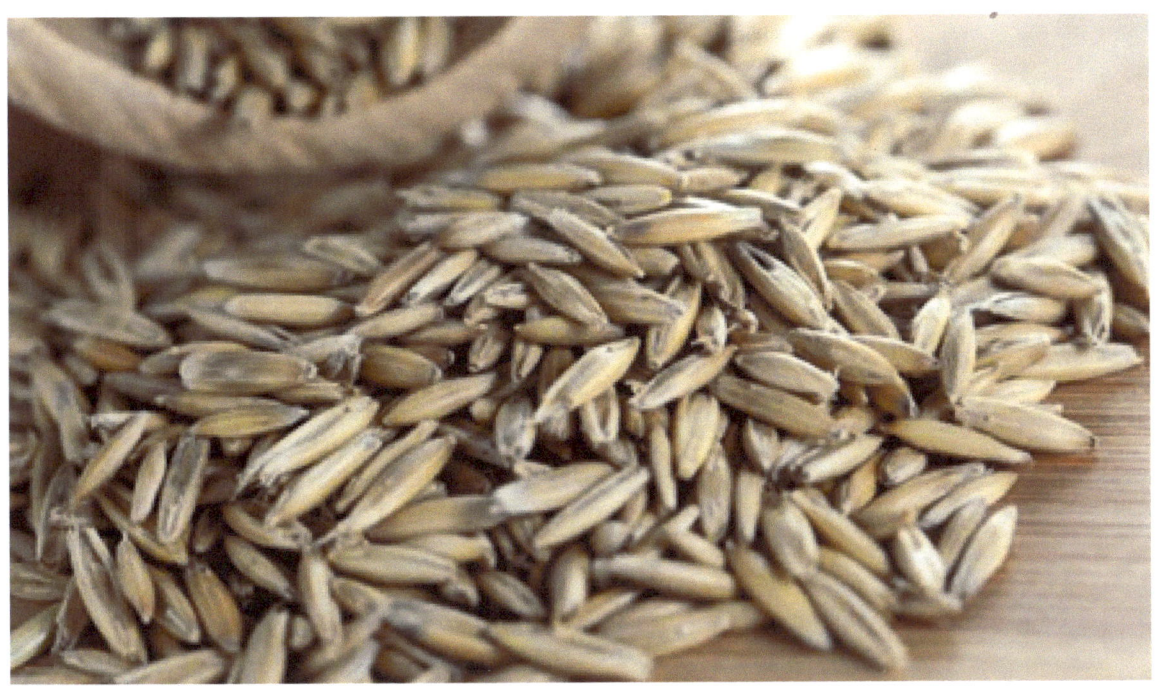

Segale

La segale è uno dei cereali che ha la maggiore concentrazione di proteine. Per ogni 100 grammi ne ingerirai ben 17 di questa sostanza chiave per la salute dei tuoi muscoli.
Puoi sostituire il pane bianco con il pane di segale e aggiungere quest'ultima all'insalata dopo l'ammollo.

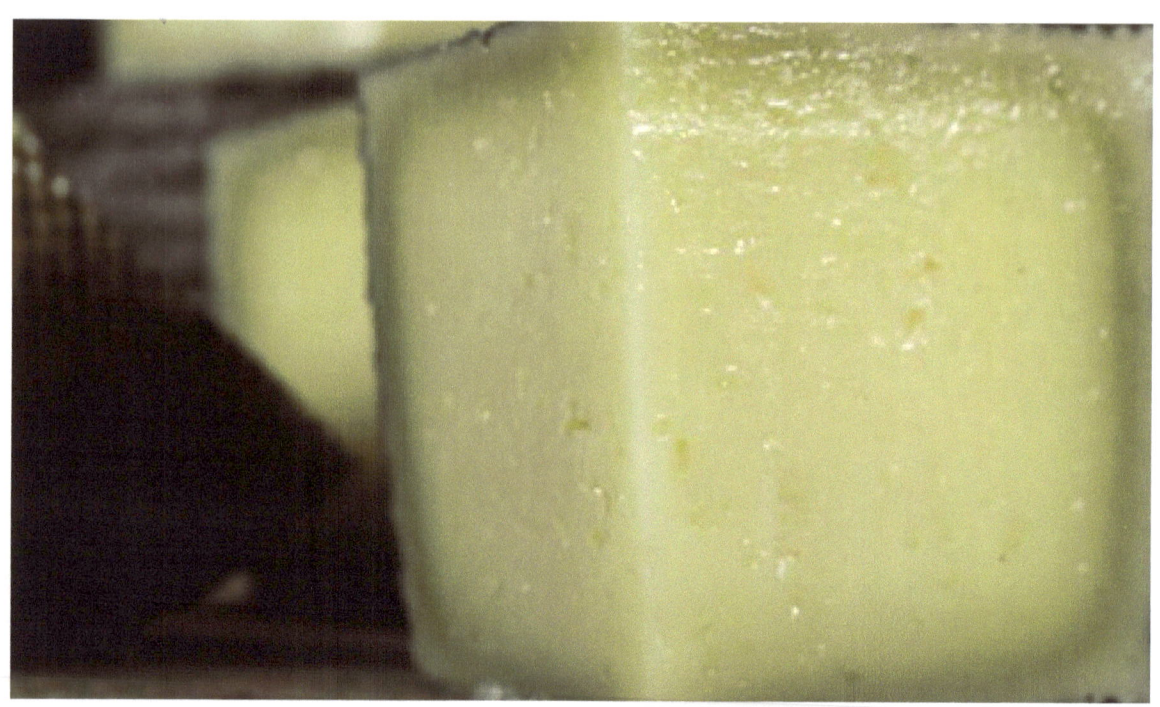

Pecorino stagionato

Questo formaggio a base di latte di pecora, è un prodotto caratterizzato dal suo sapore intenso e leggermente speziato nelle varietà più stagionate. Oltre ad essere delizioso, contiene una percentuale significativa di proteine. Con l'assunzione di 100 grammi di questo formaggio puoi beneficiare di 32 grammi di proteine.

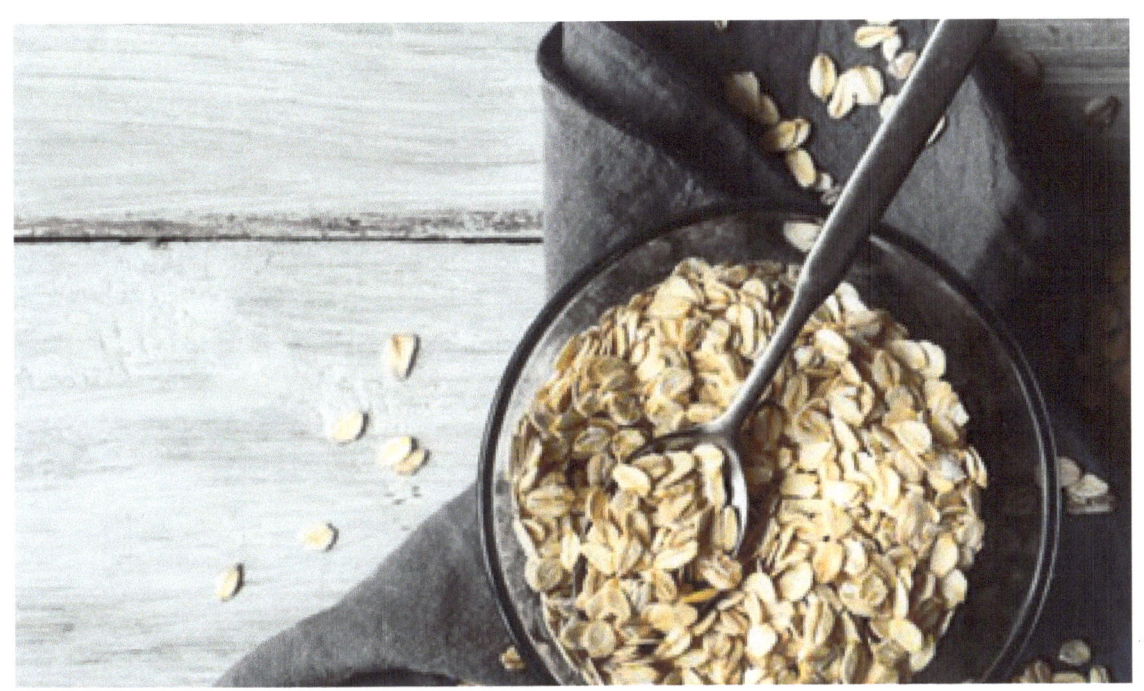

Avena

L'avena ha un apporto proteico di 16,8 grammi. Una quantità importante da considerare quando la si incorpora nella nostra dieta. È una scelta eccellente per colazione, porridge, biscotti o per includere nel tuo yogurt.

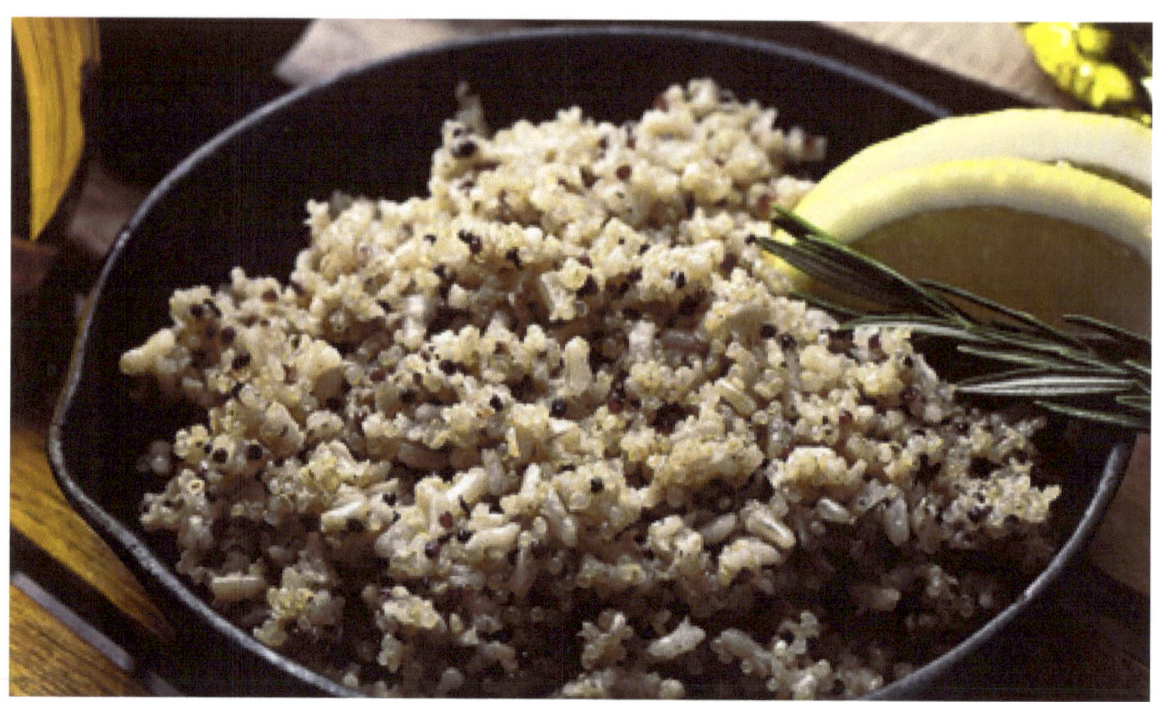

Quinoa

Questo pseudocereale ha 4,8 grammi di proteine per 100 grammi di prodotto che, a differenza di altre fonti proteiche vegetali, contiene tutti gli amminoacidi essenziali per il corpo. È anche ricco di fibre e vitamine.

Capitolo 4

Le vitamine

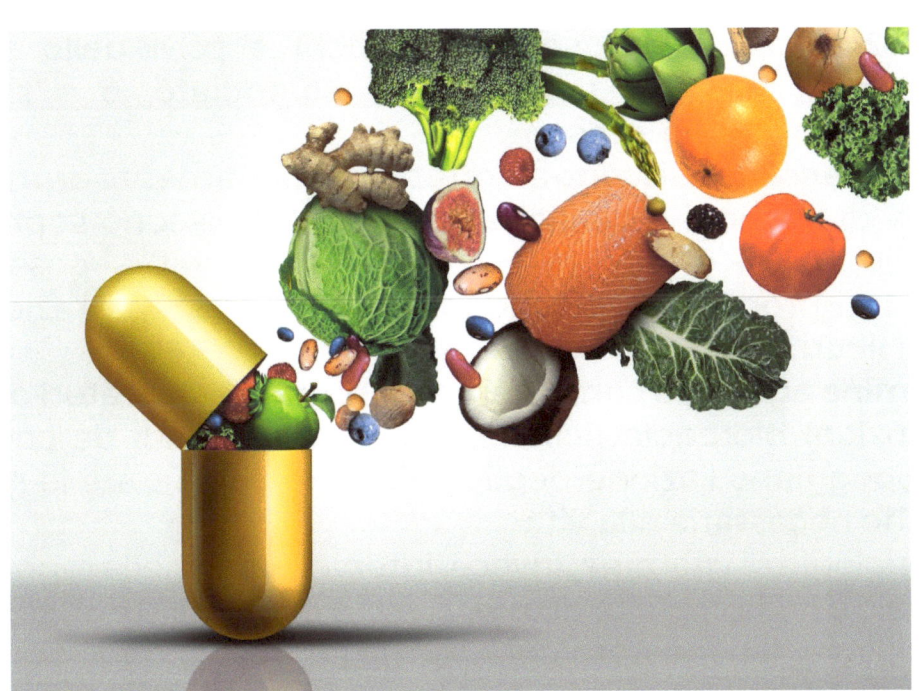

Quali sono le funzioni delle vitamine?

Questa classe di sostanze rientra nella categoria dei micronutrienti, ciò sta ad indicare che sono sufficienti quantità davvero ridotte di vitamine (pochi milligrammi, o addirittura microgrammi) per soddisfare le esigenze biologiche del nostro organismo.
Una dieta bilanciata dovrebbe in ogni caso fornire al tuo corpo le vitamine di cui ha bisogno, altrimenti potrebbero insorgere dei disturbi di varia natura. I sintomi di una carenza vitaminica non sono immediatamente diagnosticabili, ma si presentano il più delle volte ad uno stadio avanzato, quando il corpo manifesta palesemente il disturbo.
Ad esempio, coloro che non assumono abbastanza vitamine A, B1, e B2 si sentiranno sempre stanchi e privi dello stimolo dell'appetito, oltre ad avere labbra screpolate, e a risentire maggiormente dello stress.
Le vitamine contribuiscono al corretto funzionamento di un'ampia gamma di funzioni biologiche. Esse contribuiscono soprattutto allo sviluppo di organi e tessuti. Alcune, inoltre, possiedono importanti proprietà antiossidanti che contrastano l'azione dei radicali liberi.
Le vitamine agiscono come dei veri e propri catalizzatori organici con funzioni bioregolatrici. Si comportano quindi da coenzimi, cioè appoggiano l'azione degli enzimi per catalizzare le reazioni chimiche necessarie alla vita.
Altre tipologie di vitamine, invece, intervengono nella regolazione ormonale e nella crescita di ossa, denti e capelli; altre ancora sono essenziali per il benessere del sistema nervoso e degli occhi.

Gli integratori

In molti casi potrebbe essere necessario ricorrere all'integrazione delle vitamine con specifici integratori alimentari (mono vitaminici o multivitaminici).
Prima di fare uso di queste sostanze è caldamente suggerito di rivolgersi ad un nutrizionista, il quale potrà prescrivere l'assunzione di questi integratori solo se effettivamente necessari (in alcune situazioni l'utilizzo degli integratori vitaminici potrebbe risultare errato).
Se da un lato la carenza vitaminica può avere gravi conseguenze sulla salute, dall'altro anche l'eccesso di questi nutrienti può portare a delle conseguenze serie e pericolose, intossicando l'organismo.

Le migliori fonti di vitamine

Si discute molto su quale vitamina possa essere la più importante. La difficoltà nel trovare una risposta definitiva sta nel fatto che ognuna riveste una funzione importante che contribuisce in qualche modo alla salute e al benessere psicofisico di una persona. È impossibile stilare una classifica oggettiva, tuttavia ci sono una serie di alimenti che apportano una quantità maggiore di vitamine.
È importante seguire una dieta equilibrata per garantire che si ottengano le quantità richieste di ciascuno di questi micronutrienti. A tal proposito, può essere utile organizzare i cibi che hanno i maggiori apporti vitaminici in una lista.

- Le migliori fonti di **vitamina A** sono: latte, uova, burro, frutta e verdura di colore giallo, frutta e verdura di colore verde, fegato animale;

- Le migliori fonti di **vitamina B1** sono: il lievito di birra, i cereali integrali, la melassa di cenere nera, il riso integrale, le frattaglie, il tuorlo d'uovo.

- Le migliori fonti di **vitamina B2** sono il lievito di birra, i cereali integrali, i legumi, le noci, le frattaglie, la melassa di cacao;

- Le migliori fonti di **vitamina B3** sono le carni magre, il pollame, il pesce, il lievito di birra, le arachidi, il latte, la crusca di riso, le patate;

- Le migliori fonti di **vitamina B4** sono i tuorli d'uovo, il lievito di birra, le germe di grano, la soia, il pesce, e i legumi;

- Le migliori fonti di **vitamina B5** sono le frattaglie, i tuorli d'uovo, i legumi, i cereali integrali, le germe di grano, il salmone, il lievito di birra;

- Le migliori fonti di **vitamina B6** sono la carne, i cereali integrali, il lievito di birra, la melassa di cacao nero, le germe di grano;

- Le migliori fonti di **vitamina B7** sono i tuorli d'uovo, il fegato animale, il riso non lucidato, il lievito di birra, le sardine, i legumi, i cereali integrali;

- Le migliori fonti di **vitamina B8** sono i cereali, gli agrumi, la melassa, la carne, il latte, le noci, le verdure, il lievito di birra;

- Le migliori fonti di **vitamina B9** sono le verdure a foglia, le frattaglie, le crucifere, le ostriche, il salmone, il latte;

- Le migliori fonti di **vitamina B12** sono le frattaglie, il pesce, il maiale, le uova, il formaggio, il latte, l'agnello, le banane, le alghe, le arachidi;

- Le migliori fonti di **vitamina B13** sono gli ortaggi, il siero del latte;

- Le migliori fonti di **vitamina B15** sono il lievito di birra, le bistecche rare, il riso integrale, i semi di girasole, la zucca, il sesamo;

- Le migliori fonti di **vitamina B17** sono i chicchi interi delle albicocche, le mele, le ciliegie, le pesche, le prugne;

- Le migliori fonti di **vitamina C** sono gli agrumi, il cavolo, il peperoncino, le bacche, il melone, gli asparagi, la rosa canina;

- Le migliori fonti di **vitamina D** sono il salmone, le sardine, le aringhe, il latte, il tuorlo d'uovo, le frattaglie, i semi germogliati, i semi di girasole;

- Le migliori fonti di **vitamina E** sono gli oli spremuti a freddo, le uova, le germe di grano, le frattaglie, la melassa, le patate dolci, le noci;

- Le migliori fonti di **vitamina F** sono gli oli vegetali, il burro, i semi di girasole;

- Le migliori fonti di **vitamina K** sono le verdure a foglia, i tuorli d'uovo, l'olio di cartamo, la melassa di cinghiale, il cavolfiore;

- Le migliori fonti di **vitamina Q** sono i fagioli borlotti, i legumi, i semi di soia;

- Le migliori fonti di **vitamina T** sono i semi di sesamo, i semi crudi, il burro, il tuorlo d'uovo;

- Le migliori fonti di **vitamina V** sono il cavolo crudo, i crauti, le verdure a foglia.

Capitolo 5
Piramide alimentare e gruppi alimentari

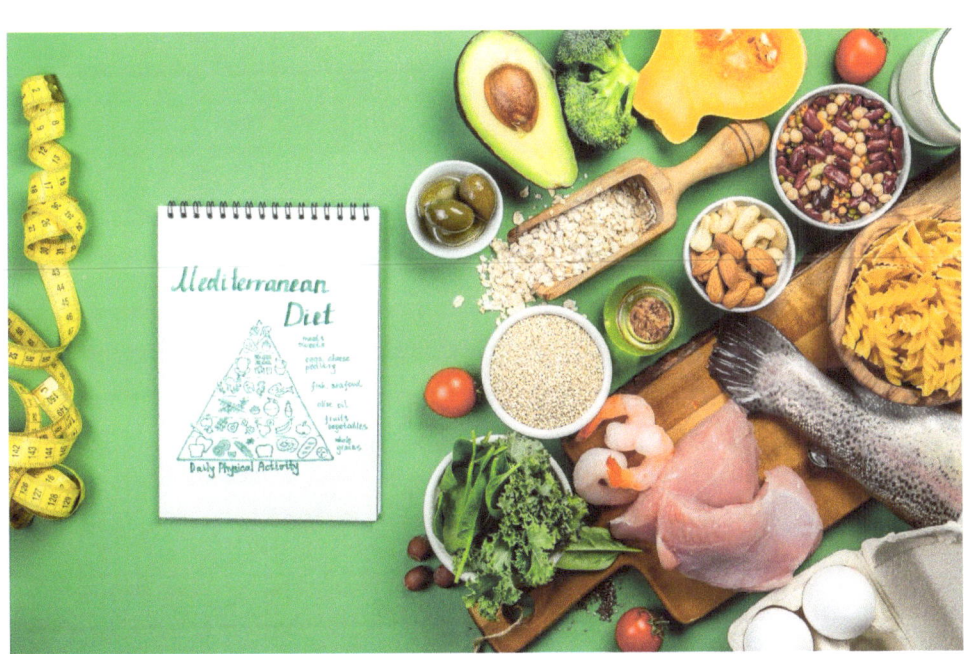

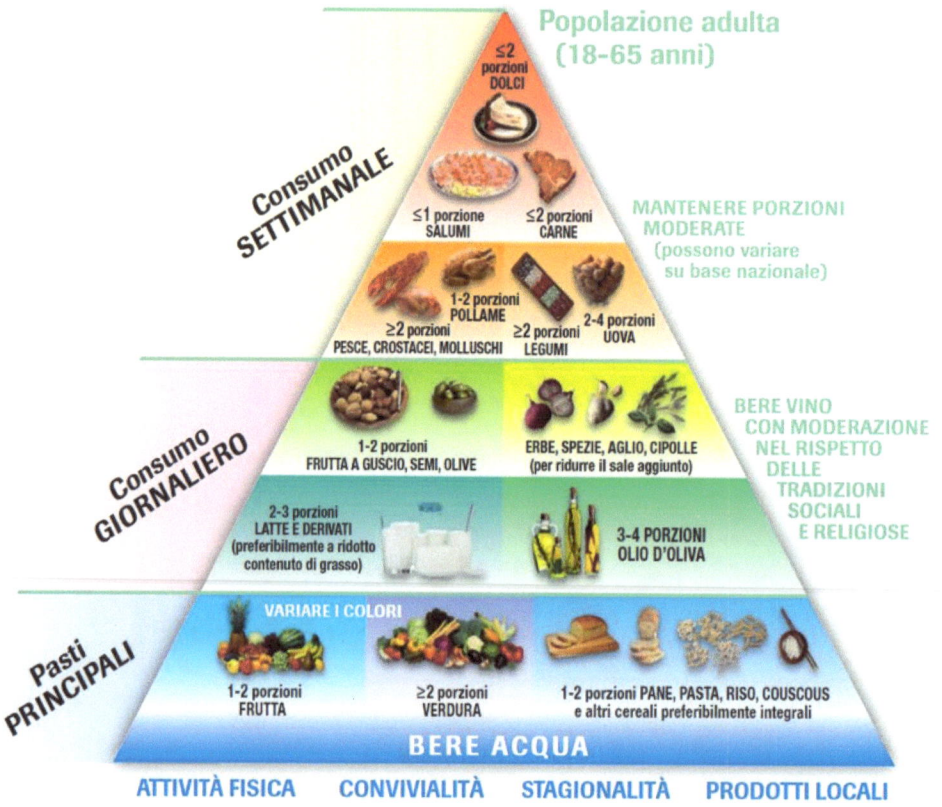

Per piramide alimentare si intende comunemente il modello che sintetizza il regime alimentare della dieta mediterranea, ed esso viene utilizzato come fondamento di molte diete.

Si ricorda che il termine "diete" si riferisce all'insieme delle indicazioni e regole volte a gestire l'alimentazione, e non necessariamente agli schemi alimentari con funzione dimagrante! La piramide alimentare viene studiata per la prima volta nel 1992 dall'USDA, il dipartimento statunitense dell'Agricoltura. Furono diffuse molte forme, dissimili l'una dall'altra sulla base del contenuto, del regime alimentare scelto e delle aree territoriali di azione.

Il grafico a piramide schematizza in modo molto semplice e intuitivo gli alimenti da assumere e la loro quantità proporzionale, con riferimento a tutti i soggetti di qualsiasi sesso ed età, per poter condurre uno stile di vita sano.

La frequenza di consumo degli alimenti contenuti nel grafico può es sere così riassunta:

* a cadenza giornaliera il pane, la pasta e il riso;
* a cadenza settimanale il pesce e il pollame;
* a cadenza mensile la carne rossa.

Le motivazioni che hanno spinto gli studiosi a collocare in maniera sistematica gli alimenti nella piramide alimentare sono da ricercare all'interno degli alimenti stessi. Quando si inizia un nuovo percorso di dieta è molto importante valutare quali sono gli alimenti che possiamo mangiare e quelli che dobbiamo evitare. Spesso e volentieri in alcuni regimi alimentari determinati prodotti vengono completamente esclusi, questo potrebbe causare degli squilibri nel nostro organismo e generare in noi un maggiore stress psico-fisico. Un modello alimentare sano include invece una varietà di cibi ricchi di nutrienti presenti in tutti i gruppi alimentari, quindi nella verdura, frutta, cereali, latticini, oli e cibi di origine animale (carne o pesce). Nella Dieta Mediterranea sono presenti cibi appartenenti ad ogni gruppo alimentare, proprio per questa ragione in molti la considerano una delle diete più equilibrate e soprattutto applicabile anche nel lungo periodo.

L'acqua

Alla base del triangolo della Dieta Mediterranea si trova l'acqua: il nutriente principale. Per acqua non si deve intendere solo quella imbottigliata, ma anche i liquidi presenti nella frutta e verdura.

L'acqua è una componente essenziale per il corpo umano, infatti la quantità media da bere giornalmente è di circa 2,5 litri. Questo numero è chiaramente approssimativo, perché può variare in base a molteplici fattori: l'età, il sesso, il peso, l'altezza, il livello di attività fisica, la temperatura e il clima.
Non idratarsi adeguatamente potrebbe comportare dei pericolosi effetti, in quanto già il corpo stesso tende a perdere continuamente i liquidi attraverso la respirazione, il sudore, l'urina e le feci.

Il livello di idratazione si può misurare facilmente dal colore delle urine; se l'urina è limpida, di colore chiaro, significa che il corpo è ben idratato, se invece presenta un colore giallo scuro, tendente quasi all'aranciato, vuol dire che il corpo non è idratato a sufficienza, quindi c'è bisogno di bere di più.

È risaputo però che la maggior parte degli italiani dimentica di bere, o alle volte non gradisce il sapore della classica acqua minerale naturale, in questo caso si può ovviare al problema aggiungendo in un bicchiere alcuni cubetti di ghiaccio, qualche fettina di limone o semplicemente della menta.

Gruppi Alimentari

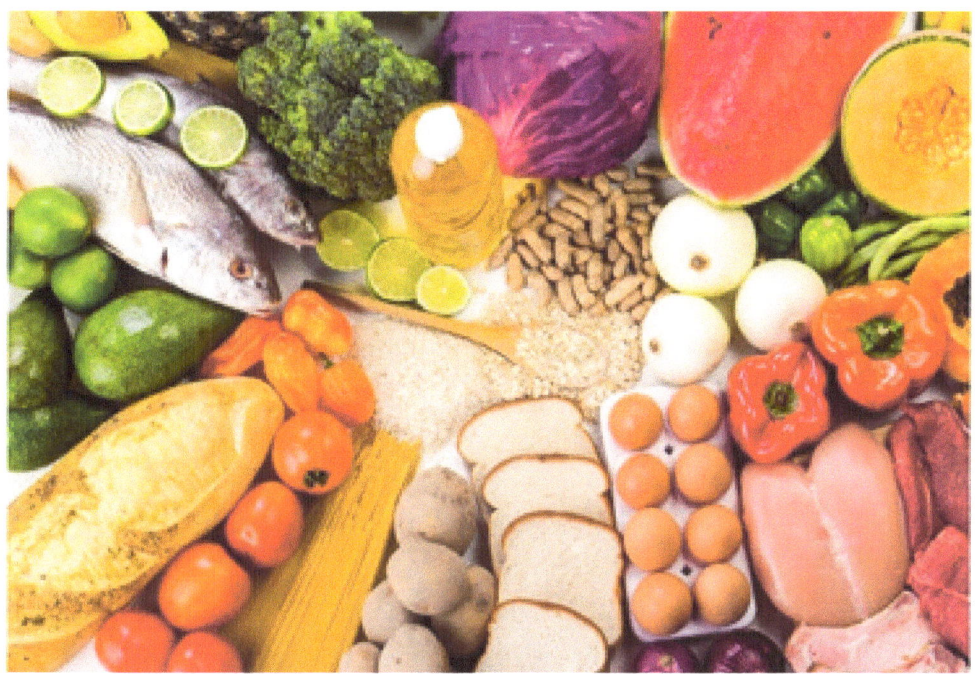

Gruppo 1: cereali e derivati; tuberi

Subito dopo vi sono i cereali, la pasta e il riso, i quali rappresentano circa il 50-60% del fabbisogno giornaliero. In termini di qualità proteica, i legumi, sebbene inferiori alla carne, sono di gran lunga superiori a tutti gli altri alimenti vegetali. I legumi contengono anche i carboidrati lenti, quindi sono considerati un ottimo alimento anche per i diabetici.

Oltre a tutte queste straordinarie qualità, i legumi sono inoltre ricchi di vitamine B ed E, ferro, fosforo, sodio, potassio e calcio. Mangiare questa coltura migliora la funzione intestinale, abbassa i livelli di colesterolo, riduce il rischio di malattie cardiovascolari e molte forme di cancro.

I carboidrati sono alimenti che hanno un buon sapore e sono ritenuti dei nutrienti molto sani, ecco perché, a differenza di quel che si crede, dovrebbero essere inseriti in ogni dieta. Escluderli del tutto, nel lungo periodo, è una scelta che potrebbe danneggiare il nostro fisico e anche il nostro organismo. Il consumo di carboidrati, però, deve ovviamente essere controllato perché quando li assumiamo in maniera sconsiderata, al di là del nostro fabbisogno, non facciamo altro che accumulare grassi. Quello dei carboidrati in eccesso è un problema che molto spesso coinvolge molti italiani. Quando si ingeriscono carboidrati in eccesso non si fa altro che stimolare il rilascio di insulina che a sua volta produce un aumento del grasso corporeo. È molto importante, quindi, riuscire a trovare il giusto equilibrio tra la tipologia e il tempo di assunzione, poiché non tutti i carboidrati sono uguali.

Mangiare carboidrati "scorretti" al momento "sbagliato" della giornata può trasformare anche un'atleta geneticamente dotato in una persona fuori forma e in sovrappeso.
Ritornando agli alimenti del primo gruppo, è bene menzionare anche gli zuccheri di rapida assimilazione, in quanto questi sono la fonte primaria di energia.

Gli zuccheri si dividono in due tipi:

– Gli zuccheri comunemente chiamati "semplici", perché facilmente digeribili, come il glucosio, il fruttosio, il saccarosio e il lattosio, contenuto negli alimenti naturalmente dolci (frutta, marmellata, miele).
– La seconda tipologia di zuccheri, i cosiddetti zuccheri "complessi", più difficili da digerire, sono a lento rilascio. In confronto ai primi, questi zuccheri vengono sintetizzati dall'intestino tenue anziché dallo stomaco, e per questo si consiglia di moderarne l'uso. In questa tipologia rientrano gli amidi del pane, la pasta, il riso, le castagne, le patate e i legumi).

Se da una parte bisognerebbe ridurre l'assunzione della seconda tipologia di zuccheri, i carboidrati devono sempre essere presenti all'interno di un piano alimentare bilanciato, in quanto questi macronutrienti costituiscono la fonte primaria di energia per un

essere vivente.
A differenza di ciò che si pensa, un'alimentazione ricca di carboidrati previene l'accumulo di adipe sui tessuti, facendo in modo che non si depositi massa grassa in eccesso.
Inoltre, per merito della voluminosità correlata alla grammatura, i carboidrati hanno la capacità di aumentare il senso di sazietà.

Se l'assunzione di questi macronutrienti avviene in misura spropositata rispetto alla quantità che può essere effettivamente convertita in glucosio o glicogeno (che viene imma-gazzinato nel fegato e nei muscoli), il risultato, come tutti ben sappiamo, è il grasso. Quando il corpo ha bisogno di più carburante, il grasso viene riconvertito in glucosio e il peso corporeo diminuisce.

Gruppo 2: frutta e ortaggi

- Verdure a foglia (verza)
- Frutta e verdura di colore giallo-arancio (mele, banane, carote, albicocche, etc.)
- Crucifere

Gli alimenti racchiusi in questo gruppo contengono nutrienti importanti quali fibre alimentari; betacarotene; vitamina C; altre vitamine e minerali.
L'apporto di fibra alimentare che questi garantiscono, facilita il transito intestinale e stabilizza i livelli di colesterolo e di glucosio nel sangue.
Le fibre, non digeribili dall'uomo, sono complessi costituenti della parete cellulare, delle strutture di sostegno e degli involucri dei vegetali.
Esse si distinguono in fibra solubile e fibra insolubile: quella insolubile (presente in cereali e legumi) accelera il transito intestinale e migliora le funzioni evacuative; la fibra solubile, invece, (pectine, amido non digeribile, fruttanti, quindi inulina e frutto-oligo-saccaridi, alginati, mucillagini, contenuti in frutta e verdura) favorisce il senso di sazietà, facilitando lo svuotamento

gastrico e rallentando l'assorbimento di zuccheri e grassi.
La frutta e la verdura sono generi alimentari importanti anche per le loro proprietà antiossidanti, ovvero quelle sostanze in grado di neutralizzare i radicali liberi.
Frutta e verdura inoltre aiutano anche per la prevenzione di varie malattie.
Negli agrumi, ad esempio, è presente la rutina (vitamina P) che rafforza le pareti dei vasi sanguigni, prevenendo lo sviluppo dell'aterosclerosi e migliorando il funzionamento del sistema cardiovascolare. Melanzane e zucchine ivece riducono la pressione sanguigna. Le barbabietole hanno la particolarità di essere ricche di betaina, che inibisce l'invecchiamento delle cellule del fegato. Le mele, che sono ricche di pectina, aiutano ad eliminare il colesterolo cattivo.
L'elenco è infinito: ogni ortaggio o frutta non ha una, bensì numerose proprietà utili.

Inoltre, secondo molti ricercatori le persone che mangiano più frutta e verdura sono meno inclini alla depressione. Questo effetto deriva dalla presenza di antiossidanti come l'acido folico e il selenio, che aumentano la produzione dell'ormone della serotonina, il cosiddetto "ormone del buon umore." Tra gli "antidepressivi" naturali più efficaci ci sono fagioli, agrumi, spinaci, lattuga romana, banane e mele. Tutti questi alimenti sono presenti nella Dieta Mediterranea.

Ortaggi e frutta sono anche molto utili per il cervello. Ciò è particolarmente importante per gli anziani e per coloro che sono impegnati in quei lavori che richiedono alla mente un elevato livello di prestazione. Gli antiossidanti presenti nella frutta, infatti, prevengono i danni alle cellule cerebrali e sono utili a prevenire l'aterosclerosi e le malattie di Alzheimer e Parkinson.
Mele, pere e albicocche sono sicuramente i migliori "aiutanti" del cervello. Questi frutti sono ricchi di ferro, minerale che aiuta a saturare il cervello con l'ossigeno necessario per il normale funzionamento. Le carote invece sono ricche di luteolina, una

sostanza che permette di prevenire lo sviluppo di malattia infiammatorie celebrali e le barbabietole contengono iodio, ferro e glucosio.

Come se non bastasse, gli ortaggi hanno effetti molto positivi anche sulla nostra vista. Infatti il betacarotene, contenuto all'interno delle carote, combatte la degenerazione maculare della retina e la cataratta. I frutti ricchi di vitamina C, come peperoni, agrumi, angurie, pomodori, proteggono la retina dai danni. Infine zucca, cavolo e spinaci, che sono ricchi di luteina, possono migliorare la vista, mentre l'avocado e altre piante ricche di vitamina E sono ottimi agenti di prevenzione della cataratta.

Anche se gli scienziati sono sempre alla cerca di sostituti vitaminici artificiali, resta il fatto che le sostanze più importanti provengono dal consumo di frutta e verdura naturali. Queste ultime, inoltre, sono molto più gustose di qualsiasi complesso vitaminico "racchiuso" in compresse e capsule.
Per massimizzare i benefici della Dieta Mediterranea, dovresti privilegiare l'acquisto dei prodotti locali di stagione che possono fornirti i nutrienti di cui hai bisogno in uno specifico periodo dell'anno. Inoltre, frutta e verdura locali sono trattate con meno composti nocivi rispetto ai prodotti d'oltremare.
Verdura e frutta occupano un posto importante in quasi tutte le diete. Questo accade perché la frutta contiene delle fibre che danno un rapido senso di sazietà e, allo stesso tempo, contengono una buona dose di calorie. Ecco perché puoi mangiare frutta e verdura in grande quantità senza preoccuparti di crescere di peso. Inoltre, la fibra stimola l'intestino, migliora il metabolismo e purifica il tratto gastrointestinale da sostanze chimiche nocive, tossine e agenti cancerogeni.
Infine tutte le verdure e la frutta contengono antiossidanti che favoriscono il rinnovamento cellulare, inibiscono i processi di ossidazione e quindi aiutano a prolungare la giovinezza e la bellezza.

Vivere a colori

L'importanza di frutta e ortaggi è dunque data dalla molteplicità di nutrienti presenti al loro interno: è questo il motivo per il quale la loro assunzione apporta benefici all'intero organismo.
Il Dipartimento dell'Agricoltura degli Stati Uniti ha condotto alcuni studi su diverse tipologie di alimenti e ha così concluso che assumere giornalmente dalle 3 alle 5 aliquote di verdure, e dalle 2 alle 4 aliquote di frutta, è indispensabile per l'equilibrio fisico.
Ogni aliquota di verdura equivale ad almeno 125 grammi, se si intende l'ortaggio cotto; 65 grammi per quella da mangiare a crudo.
Per quanto riguarda invece la frutta, un'aliquota equivale a un frutto di media grandezza (una mela, un'arancia, una banana, una pera).
Sono moltissimi i benefici che gli alimenti di origine vegetale apportano all'organismo, e le ragioni risiedono proprio nei bellissimi colori che emanano.
Nelle piante i pigmenti rossi e verdi (basti pensare agli alimenti come il cavolo, l'insalata, i pomodori o le fragole) hanno la capacità di assorbire le radiazioni ultraviolette del sole, dannose per la salute dell'uomo.
Le piante hanno sviluppato centinaia di migliaia di sostanze fitoprotettive e fitonutrienti che le proteggono dagli attacchi batterici e fungini, dallo stress e dalle sollecitazioni ambientali. Da ciò si conclude che gli alimenti di origine vegetale, a differenza di quelli di origine animale, garantiscono maggiori benefici al corpo umano proprio per la loro particolare struttura biochimica.

Antiossidanti? Sì, grazie!

Gli antiossidanti sono sostanze che prevengono appunto le reazioni di ossidazione che sono molto pericolose per un organismo in quanto danneggiano le cellule. Bloccando le reazioni di ossidazione, gli antiossidanti intervengono sui radicali liberi.

Queste sostanze benefiche si trovano all'interno di diversi alimenti, tra cui quelli di origine vegetale.
È stato condotto un test di laboratorio che misura la capacità antiossidante totale (ORAC) di alcuni gruppi di frutta e ortaggi.

L'ordine che ne è risultato è il seguente:

fascia alta: fragole, mirtilli, aglio e more.

fascia media: spinaci, ciliegie, prugne, peperone rosso, broccoli, uva rossa, e arancia.

fascia bassa: cetriolo, sedano, anguria, pera, melone, pesca, albicocca, pomodoro, fagiolini, carota, mela, lattuga, cavolo, patata, piselli, cavolfiori, melenzana, mais, cipolla e uva bianca.

Le fasce indicano, appunto, le diverse capacità antiossidanti di ciascun frutto e ortaggio a seconda delle proprietà contenute al loro interno.

All'interno della fascia alta gli studiosi hanno incluso gli alimenti con maggiore capacità antiossidanti e in quella bassa sono stati inclusi i cibi contenenti una capacità antiossidante minore.

Alimento	Proprietà	Benefici
Fichi	Polifenoli	Anti-batterici; anti-tumorali. Contrastano anche il cancro alla prostata, e i tumori della pelle.
Fragole	Anti-ossidanti Vitamina C Fenoli	Contrastano gli effetti dell'invecchiamento: perdita di memoria, di equilibrio e coordinamento.
Mirtilli	Fattore indefinito	Impedisce l'adesione di batteri alla parete della vescica, in modo da prevenirne le infezioni.
More	Saponine	Contrastano gli alti livelli colesterolici.
Aglio	Composti solforati	Riduce il rischio di cancro allo stomaco ed ha un'alta efficacia antibatterica.
Cipolle	Flavonoidi Composti solforati	Anti-cancro e contrasta le malattie cardiovascolari. Ha azione diuretica

Uva rossa	Vitamina C Fenoli	Anti-ossidanti.
Arance e limoni	Monoterpeni Acido folico Antocianine Glutatione	Anti-cancerogena.
Ciliegie Amarene	Caterenoidi Vitamina C Antocianine	Anti-cancerogena.
Prugne	Vitamina C Vitamina B2	Anti-ossidanti Presenza di calcio.
Spinaci	Vitamine C ed E, Betacarotene (luteina e zeaxantina)	Contrastano gli effetti dell'invecchiamento e la degenerazione della macula dell'occhio.
Broccoli - Cavoli	Fitochimiche	Anti-cancerogene.
Cicorie	Calcio Potassio Ferro Vitamina E Fibra Carotenoidi	Accrescimento della flora intestinale
Carote	Sostanze fitochimiche Beta carotene	Azione detossificante e anticancerogena.
Pomodoro	Vitamina C	Contrasta le malattie cardiache e il cancro al polmone e alla prostata.

Mele	Vitamina B3	Anti-ossidanti
Albicocche	Carotenoidi Potassio	
Frutta secca		Anti-ossidanti

Si potrebbero includere all'interno di questo lungo elenco anche i semi (compresi i legumi) e la frutta a guscio (comprese le noci, mandorle, nocciole e castagne), che sono particolarmente ricchi di antiossidanti.

Questi alimenti offrono moltissimi benefici riducendo il rischio di sviluppare malattie cardiache. Questo effetto è attribuito soprattutto grazie alla presenza di acidi grassi monoinsaturi e vitamina E, che hanno la capacità di migliorare la distribuzione dei lipidi nel plasma e aumentare la loro azione antiossidante. Inoltre, la presenza delle proteasi aiuta l'organismo umano a tenere lontani i tumori.

Gruppo 3: latte e derivati

Poi è la volta del latte e dello yogurt, i quali vengono separati dai formaggi.
I formaggi assunti in grandi quantità possono innalzare i livelli di colesterolo, al contrario il latte e lo yogurt possono essere consumati con maggiore prodigalità, poiché forniscono il giusto apporto di calcio.
Inoltre, i fermenti lattici contenuti al loro interno sono benefici per l'intestino e per il rafforzamento delle difese immunitarie.
Uno studio effettuato dal ricercatore Miguel A. Martinez Gonzalez dell'Università di Navarra in Spagna ha valutato la relazione tra il consumo di latticini a basso contenuto di grassi e la pressione sanguigna, in un esperimento per determinare l'effetto della dieta sulle malattie cardiovascolari.
Le sue ricerche hanno preso in considerazione un campione di più di 2.000 persone anziane - il 60% di loro aveva la pressione alta

– che, dopo aver consumato grandi quantità di latticini a basso contenuto di grassi (2,5 bicchieri di latte a basso contenuto di grassi al giorno), hanno notato dei miglioramenti della pressione sanguigna rispetto a coloro che non consumavano latte.
Biologicamente parlando, si può evitare l'ipertensione consumando latticini a basso contenuto di grassi proprio per la loro particolare composizione nutrizionale. I latticini sono una fonte di calcio, magnesio e potassio, e contengono peptidi con effetto inibitorio sull'attività dell'enzima angiotensina. Questo meccanismo aggiunge plausibilità biologica all'ipotesi che i latticini a basso contenuto di grassi forniscano protezione contro l'ipertensione.

Il consumo di prodotti a base di latte intero dovrebbero essere comunque ridotti, perché questi potrebbero avere un impatto negativo sull'organismo.

Gruppo 4: grassi alimentari

Nella fascia soprastante vi sono i grassi essenziali, i quali corrispondo al 25-30% dell'apporto calorico.
Questo gruppo comprende sia i grassi di origine animale che quelli di origine vegetale: burro, olio di oliva e semi, margarina, lardo, strutto etc.
Questi alimenti contengono grassi di ogni genere e le relative vitamine liposolubili (Vitamina A, D, E, K). Tra i grassi ritroviamo quelli importanti dal punto di vista metabolico come quelli insaturi, della serie omega 3 e omega 6, mentre gli altri chiamati saturi possono risultare nocivi se consumati in eccesso.

Gruppo 5: carni, pesci e uova

Quasi in cima, è disposta la serie delle proteine, come ad esempio le carni, il pesce, le uova, i legumi e i formaggi.
In questo caso è consigliato assumere circa il 15% dell'apporto giornaliero, anche perché è stato sperimentato che l'eccesso di proteine potrebbe rivelarsi dannoso per la salute.
Tra la carne e il pesce di solito si tende a preferire quest'ultimo grazie alla sua alta concentrazione di Omega 3.

I dolciumi

La cima della piramide è proprio capitanata dai dolci, i fritti, e tutti gli alimenti conosciuti con l'appellativo di "cibi spazzatura". Nonostante non debbano essere completamente banditi, e meglio limitare il loro consumo a una volta a settimana, preferibilmente nei weekend. Spesso nelle diete si prevede un giorno di "sgarro" in cui viene consumato un alimento che regolarmente non si assume. Ovviamente anche in questo caso non dovresti mai eccedere con le quantità per non vanificare tutto il lavoro svolto durante la settimana.

Capitolo 6

I diversi tipi di oli

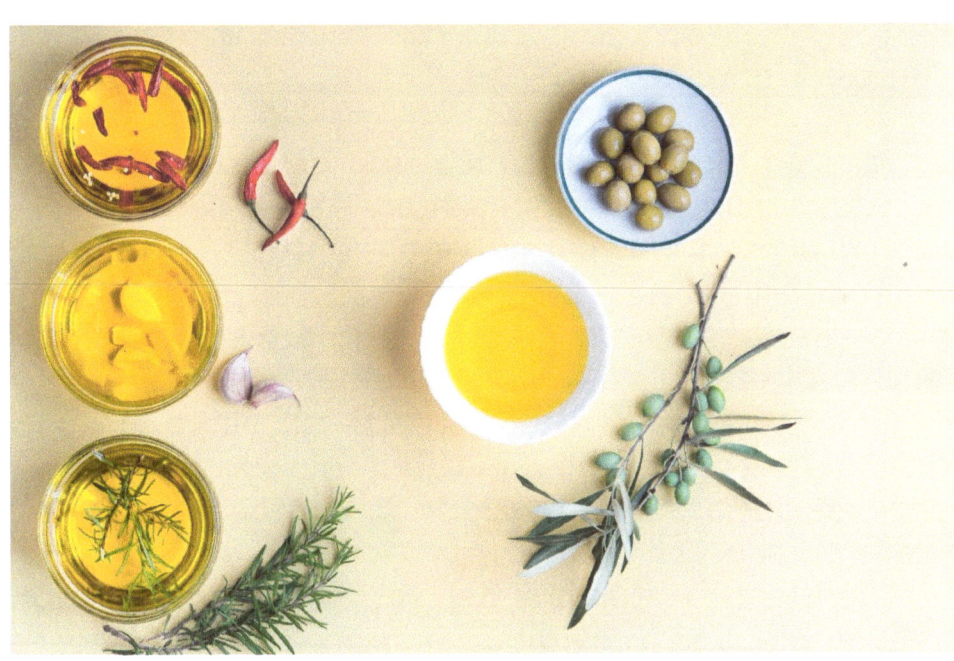

Il segreto è: venti grammi al giorno

L'olio extra vergine di oliva ha un ruolo importante nel modello alimentare mediterraneo, in quanto è una protezione infallibile per le arterie, lo stomaco ed il fegato.
È una sostanza essenziale per la crescita dei bambini, così come per gli anziani, data la capacità di rallentare i processi di invecchiamento.
Il suo alto contenuto di polifenoli blocca inoltre lo stress ossidativo e funge da antinfiammatorio per prevenire le malattie cardiovascolari.
Si ricordi che la quantità giusta da assumere si aggira attorno ai 20 grammi al giorno.

Tutto fumo e niente arrosto

L'olio extravergine d'oliva è l'unico tipo di olio consigliato se si vuole puntare ad un regime alimentare sano. Si può utilizzare sia a crudo sugli alimenti, sia come condimento durante la cottura.
Proprio in quest'ultimo caso, l'olio extravergine di oliva è la tipologia di grasso saturo da usare maggiormente, poiché non è facilmente soggetto alla degradazione quando lo si cuoce.
Durante la cottura o la frittura, infatti, gli oli sono soggetti a degradazioni a causa delle reazioni di ossidazione. Questa degradazione porta alla formazione di composti dannosi per la salute delle persone.
Per comprendere la stabilità dei vari tipi di oli al momento della frittura, bisogna individuare il loro punto di fumo, ossia la temperatura alla quale si manifestano i fenomeni pirolitici. È importante ricordare comunque che non sempre si ha lo stesso risultato, in quanto il grado di combustione varia sensibilmente in base agli alimenti che vengono cotti o fritti assieme all'olio, e anche in base alla tipologia di quest'ultimo.
Il criterio per selezionare quello migliore è di verificare l'olio che mantenga più elevato possibile il punto di fumo.

Le alterazioni sono evidenti anche da un'analisi visiva: un olio esposto a elevate temperature assume un colore scuro, producendo residui schiumosi.

Un frutto è meglio di un fritto

Al di là della tipologia di olio utilizzato, la frittura resta comunque uno dei processi da evitare per un motivo molto semplice: la combustione dell'olio ad alte temperature rilascia sostanze cancerogene per l'essere umano.

Oltre a ciò, la frittura è dannosa per questi motivi:

◇ Rende i cibi ipercalorici e scarsamente digeribili.
◇ Diminuisce la concentrazione di molecole attive (tra le quali soprattutto le vitamine termolabili).
◇ Aumenta la quantità di residui tossici, dovuti alla degradazione termica.
◇ Altera la struttura molecolare dei nutrienti energetici.

Il ministero della salute ha stilato delle linee guida per utilizzare nel modo più salutare gli oli e i grassi durante il processo di frittura:

◆ Scegliere solo gli oli o i grassi alimentari idonei a tale trattamento di frittura, in quanto più resistenti al calore.
◆ Evitare, per quanto possibile, l'aggiunta di acqua, sale, e spezie durante la preparazione degli alimenti da friggere: questi accelerano l'alterazione degli oli e dei grassi. È consigliabile aggiungerli a fine processo.
◆ Utilizzare un olio che non superi i 180°C.
◆ Successivamente alla frittura, è consigliato eliminare l'olio in eccesso, assorbito dall'alimento, tramite scolatura.
◆ Non utilizzare sempre gli stessi oli e grassi, ma sostituirli frequentemente in modo da salvaguardarne la qualità. Infatti, se si riutilizza un olio esausto, la frittura avrà un odore rancido

e produrrà più fumo; allo stesso modo, l'olio avrà un colore bruno.
- ◆ Evitare tassativamente la pratica della ricolmatura, cioè l'aggiunta di altro olio a quello esausto, in quanto il primo si altera molto più velocemente se a contatto con un olio già usato.
- ◆ Proteggere gli oli ed i grassi dalla luce.

Capitolo 7
Il vino

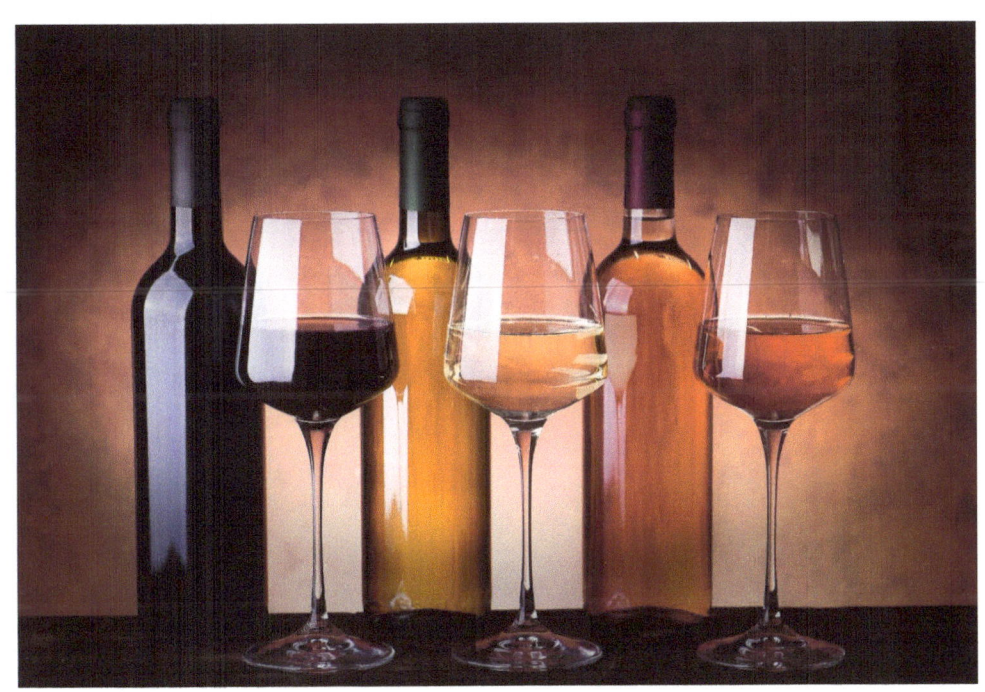

L'esilir per un cuore sano

Il vino, in particolare quello rosso, viene spesso incluso nel piano alimentare della dieta mediterranea grazie alle sue importantissime proprietà benefiche.

In modo generico si può affermare che questa bevanda previene le malattie cardiovascolari e contrasta il colesterolo cosiddetto "cattivo" (LDL). Ciò non significa che ci siano solo effetti positivi legati all'assunzione periodica di vino, ragion per cui bisogna sempre equilibrare il suo consumo. A questo proposito Ramon Estruch, uno dei leader del gruppo di ricerca Predimed del Centro di Ricerca Biomedica in Rete Fisiopatologia dell'obesità e nutrizione (CIBEROBN), ha affermato che un individuo può trarre beneficio dal consumo del vino se ne fa un uso moderato: tre bicchieri al giorno per gli uomini, e un bicchiere e mezzo per le donne. Per quanto riguarda la birra, invece, il suo consumo non dovrebbe superare i 350 ml giornalieri. Tuttavia, numerose ricerche evidenziano il fatto che il vino resta comunque la bevanda maggiormente scelta proprio per la sua versatilità in quanto può essere combinata con alimenti quali la carne rossa, il pesce e i prodotti lattiero caseari.

Una sorprendente scoperta

Gli studi sulle proprietà benefiche del vino iniziarono alla fine degli anni '80, quando due ricercatori francesi, Serge Renaud e Michel de Lorgeril, teorizzarono quello che sarà successivamente conosciuto come il paradosso francese, intitolato "Wine, alcohol, platelets, and the French paradox for coronary heart disease": la popolazione francese sarebbe stata meno esposta degli americani e dei britannici all'influenza di patologie cardiovascolari, nonostante la loro alimentazione fosse più ricca di grassi rispetto a questi ultimi.

Dapprima si era creduto che la bassa incidenza di patologie cardiovascolari da parte dei francesi dipendesse dal consumo di olio di oliva, pesce, frutta e ortaggi, fibra e aglio, ma ciò non fu esaustivo, in quanto il sud e il nord della Francia seguivano due regimi alimentari completamente differenti. La risposta fu che ad accomunare il sud e il nord della nazione fosse il consumo moderato di alcol, il quale teneva a freno i danni di un'alimentazione scorretta.

Da quando tale teoria cominciò a circolare, furono svolti numerosi studi a livello internazionale, tra cui uno in Italia nel 2005, grazie al quale fu dimostrato che le proprietà benefiche del vino prevenivano la trombosi arteriosa nei ratti a dieta ipercolesterolemica.

Un esperimento condotto nel 2010 su circa 16.000 persone ha appurato che il consumo regolare di bevande alcoliche ha un effetto positivo anche sui pazienti colpiti da infarto, ictus, o altre patologie cardiovascolari; essi hanno una minore probabilità di essere nuovamente colpiti dalle medesime malattie.

Sotto un'ottica biochimica, i flavonoidi presenti sia nel vino che nell'uva inibiscono l'ossidazione del colesterolo LDL, e quindi rendono impossibile la comparsa di grasso che si deposita sulle arterie fino ad occluderle: non è l'alcol in sé ad avere una funzione protettiva, bensì la proprietà antiossidante dei flavonoidi contenuti soprattutto nel vino rosso in maniera maggiore rispetto all'uva.

Inoltre, l'alcol svolge un effetto distensivo sul sistema nervoso centrale e periferico.

Bisogna precisare però che le dosi molto elevate di questa bevanda compromettono l'organismo: una quantità che si aggira tra i 50-80 mg/dl provoca il rallentamento delle funzioni cerebrali superiori, oltre che dei danni epatici.

Se è vero che il vino può essere considerato l'elisir della lunga vita, è bene comunque calibrare le porzioni, altrimenti potrebbe trasformarsi in un veleno.

Capitolo 8

Tutto parte dal benessere

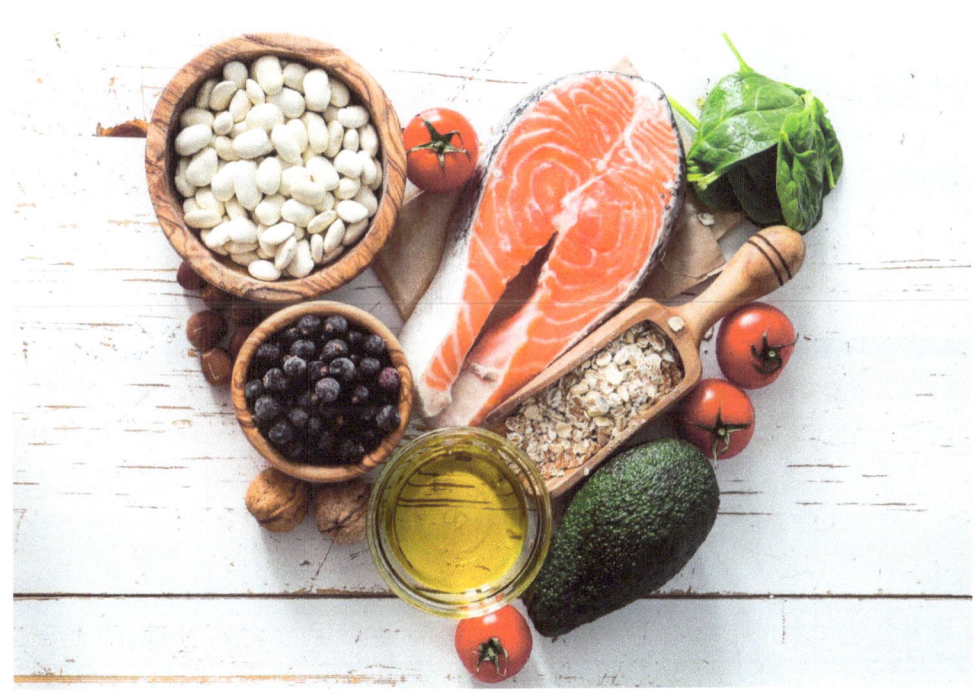

La fame d'amore

La fame nervosa (emotional eating) è un disturbo alimentare che colpisce la maggior parte delle persone, senza distinzione di sesso o età. Questo comportamento porta un individuo ad assumere in un arco di tempo ristretto una quantità di cibo che, in una situazione di stabilità, non ingerirebbe mai. Ad un certo punto si viene dunque a perdere il controllo della quantità e della qualità del cibo che si ingurgita. La fame sembra non placarsi nemmeno dopo che si è avvertito il senso di sazietà.

Le persone, dopo aver sperimentato questo comportamento che risulta essere ingestibile, sono spesso angosciate dai sensi di colpa, e provano disgusto di sé e del proprio corpo.

Lo stress, la tensione, la paura, e tutte le emozioni negative che si vivono nel corso di una giornata conducono alcune persone a cercare un sostegno all'esterno. Questo comportamento rappresenta quindi uno sfogo o, più semplicemente, una forma di sollievo. Aprire il frigorifero, frugare angosciosamente nella dispensa, o mettersi ai fornelli quando non è necessario, diventano dei gesti meccanici, compiuti senza alcuna consapevolezza, con la falsa credenza che dopo aver compiuto l'atto ci si possa sentire meglio. In realtà questo meccanismo compensatorio è estremamente dannoso per la salute, poiché conduce molto spesso a dipendere psicologicamente dal cibo.

Il problema che porta determinate persone ad abbuffarsi non è causato dal loro metabolismo, bensì è qualcosa di più profondo, molto spesso legato alla carenza di autostima, o a dei conflitti che si portano con sé.

Proprio perché questo disturbo alimentare non è dipeso da una disfunzione di tipo metabolico, è stato ribattezzato come "la fame emozionale", meglio conosciuto con l'espressione "fame d'amore".

Caro/a me, ho qualcosa da dirti!

Molte volte le persone che soffrono di fame nervosa non riescono a percepire questo disturbo come qualcosa di dannoso per la propria salute, viceversa, credono che questo possa rappresentare un valido rimedio alle loro sofferenze. A causa di questa percezione errata non riescono a migliorare la loro situazione, né tanto meno a chiedere aiuto al proprio nucleo familiare, per il timore di subire delle critiche al proprio comportamento.

In ogni caso, bisogna comprendere che la fame nervosa dovrebbe essere curata da un terapeuta attraverso un percorso mirato, che aiuti la persona a comprendere quali sono i malesseri che la affliggono.

Solo una volta che la terapia comportamentale avrà avuto effetto, si potrà pensare di recarsi da un nutrizionista, affinché si intraprenda con il suo aiuto un percorso di rieducazione alimentare.

Assapora ogni attimo!

Le persone che cercano di migliorare il proprio stato d'animo con il cibo ignorano il fatto che certi alimenti possono nuocere all'organismo, non solo provocando un innalzamento del peso corporeo, ma soprattutto aumentando il rischio di contrarre patologie cardiovascolari, diabete alimentare, ipertensione, obesità e altro ancora.

In circostanze di forte stress, o quando ci si nutre in maniera scorretta, l'organismo innalza i livelli di cortisolo (conosciuto appunto come l'"ormone dello stress"). Ne consegue l'aumento della pressione sanguigna, la disidratazione, la cellulite e tantissime altre problematiche che hanno sempre come matrice gli eccessi alimentari.

Educare se stessi ad uno stile di vita sano è possibile! Bisogna innanzitutto partire dal fatto che non si deve saltare nessuno dei pasti principali della giornata (colazione, pranzo, cena). Bisogna inoltre evitare il digiuno prolungato e non rimanere sei-otto ore senza aver fatto nemmeno un piccolo spuntino, altrimenti si tenderà, in maniera del tutto spontanea, ad aumentare le dosi nei pasti successivi.

Se invece il senso di fame subentra subito dopo un pasto oppure a distanza di poco tempo, allora la soluzione ideale sarebbe quella di distrarsi, coltivando un qualsiasi hobby: la lettura, la musica, la scrittura, la meditazione, il disegno oppure altre attività individuali.

Un altro rimedio importante che aiuta a rilassare il corpo e la mente eliminando la tensione, è l'attività fisica: questa rappresenta una vera e propria terapia per l'organismo, in quanto allevia lo stress, abbassa i livelli di glucosio nel sangue, rafforza le difese immunitarie, previene il diabete, le malattie cardiovascolari, l'osteoporosi e altre patologie simili. L'attività fisica stimola inoltre l'accelerazione del metabolismo e per questo favorisce il dimagrimento.

Potresti iniziare a praticare attività fisica quotidianamente e questo potrebbe portare dei grandi vantaggi al tuo corpo.

L'attività fisica regolare è alla base di un corretto stile di vita ed è garanzia di una forte riduzione delle possibilità di avere problemi di salute nella vecchiaia. Le persone che non trascurano lo sport sono meno soggette a malattie, in quanto il loro sistema immunitario combatte più efficacemente i virus e agenti patogeni, e molto raramente sono in sovrappeso.

Durante l'attività sportiva, nel corpo umano vengono prodotte le endorfine, che influiscono positivamente sul sistema cardiovascolare e nervoso. La resistenza complessiva aumenta, il contenuto di colesterolo nel sangue diminuisce insieme al rischio di contrarre malattie broncopolmonari: dopotutto, i polmoni delle persone allenate sono più forti e più resistenti.

Nessun medicinale è in grado di espandere i vasi sanguigni tanto quanto il lavoro muscolare.

È durante lo sforzo fisico che tutti i nutrienti necessari, compreso l'ossigeno, vengono forniti ai nostri organi attraverso il sangue.

Quante malattie associate all'inattività fisica sono state scoperte di recente, dall'obesità ai problemi riguardanti il sistema cardiovascolare e l'apparato muscoloscheletrico. Il nostro stile di vita moderno è particolarmente predisposto a questi tipi di patologie in quanto, sia a casa che al lavoro, passiamo la maggior parte del nostro tempo seduti davanti alla TV o al computer.

Molte volte, per ottenere dei grandi miglioramenti, non è sufficiente seguire una dieta sana se si continua a fare una vita molto sedentaria.

Spesso inventiamo delle scuse, ci diciamo che non abbiamo tempo per fare ogni giorno mezz'ora di sport. In realtà se solo ti alzassi mezz'ora prima ogni giorno potresti fare anche un po' di attività sportiva come ad esempio gli addominali e i piegamenti.

Se il lavoro ricopre tutta la tua vita e non hai un attimo da dedicare a te stesso, probabilmente è arrivato il momento di affrontare questa problematica.

Gli sport più utili sono quelli che si prefiggono come obiettivo il rafforzamento e il miglioramento generale del corpo e di tutti i suoi sistemi, e non sono finalizzati al raggiungimento di prestazioni specifiche o alla vittoria di qualche competizione sportiva.

La ginnastica è uno di questi grandi sport. Non solo la ginnastica in tutte le sue varietà (ginnastica ritmica, mattutina, e così via) ma anche le tendenze che sono emerse negli ultimi anni, come ad esempio il fitness, il pilates, l'aerobica e lo yoga.

Questi tipi di attività fisica sono ottimi perché in una forma o nell'altra sono adatti a quasi tutti, nessuno escluso: ci sono esercizi sia per i bambini che per le persone anziane, tenendo conto delle prerogative di ciascuna categoria di età.

Molti sostengono che il nuoto sia lo sport più salutare, ed effettivamente non si può dissentire. Infatti oltre ad aumentare la resistenza complessiva, il nuoto ha un effetto positivo sullo stato del sistema respiratorio e cardiovascolare. Per le persone nervose e stressate è del tutto insostituibile: combatte la stanchezza e l'irritabilità, normalizza il background emotivo generale e aiuta ad aumentare la resistenza allo stress.

La corsa è un altro esercizio molto gratificante che coinvolge tutti i gruppi muscolari. Fare jogging significa prevenire l'ipertensione, anche se può presentare delle controindicazioni per le persone che hanno già problemi cardiaci. In generale, la corsa ha un buon effetto sul corpo, stimola la circolazione sanguigna e viene utilizzata attivamente nei programmi per la perdita di peso.

Oltre agli evidenti benefici per la salute, l'esercizio fisico può curare molti problemi psicologici. Si pensi che l'insonnia e l'irritazione non si presentano quasi mai in coloro che praticano giornalmente qualche sport.

Arrivati a questo punto, di attività specifiche ne abbiamo presentate molte. La soluzione definitiva alla fame emotiva sarebbe quella di indagare il più a fondo possibile su quale possa essere lo stato emozionale, o comunque il problema, che ha scatenato la voglia di assumere cibo in modo così compulsivo. In questo modo si potrebbe risolvere il malessere direttamente alla radice.

In ogni caso l'importante è ricordarsi sempre che i sapori più belli non si trovano soltanto nel cibo, bensì in ogni singolo attimo della propria vita.

La mindful eating

La fame nervosa, come si è visto, è un disturbo che può divenire altamente deleterio per un organismo, in quanto, se non curato, sfocia in altri disordini alimentari di entità ben più grave.

Di fronte a questa comune problematica, molti individui si sono chiesti se ci fossero soluzioni che risultassero efficaci, ma che al tempo stesso non costringessero le persone a privarsi del cibo o delle loro abitudini alimentari.

La soluzione esiste e si chiama "Mindful eating".

Che cosa si intende per mindful eating?

Il termine "mindful eating" è di origine anglosassone e significa "alimentazione consapevole".

Mindfulness è una parola che è entrata nella lingua parlata di tutti i giorni, ma il suo significato è molto più profondo di quello che si pensa. È diventato popolare tutt'un tratto proprio perché aiuta a sviluppare la concentrazione su ciò che conta davvero. Incoraggia infatti le persone a prendersi cura di sé stesse. E il "mangiare consapevole" le incoraggia a vivere appieno la loro esperienza culinaria.

La tecnica della consapevolezza ruota attorno alla questione del "come". Come mangiare un alimento per trarne il massimo, senza eccedere e soprattutto senza rimanere affamati? Come vivere una nuova esperienza con esso? Come rimanere consapevoli durante il processo?

Qual è l'obbiettivo principale?

L'obbiettivo principale è quello di imprimere nella mente di ciascun individuo l'idea che l'atto del mangiare è un bisogno fisico, non emotivo.

Partendo da questo presupposto, diventa allora possibile controllare l'atto compulsivo di abbuffarsi e, di conseguenza, differenziare i momenti in cui si avverte realmente il bisogno di nutrirsi (magari perché è ora di pranzo o cena, o perché si hanno delle fitte allo stomaco, etc.) dalle volte in cui il cibo compensa le emozioni negative, o determinati avvenimenti accaduti nell'arco di una giornata (mangiare per consolarsi dopo una brutta notizia, dopo una lite furiosa, etc.).

La pratica della consapevolezza aiuta migliaia di persone a gestire la propria vita e a far fronte a dolore cronico, alle malattie, alla depressione e ai problemi di sonno o ansia. Può anche aiutare a migliorare i rapporti con il cibo, poiché è stato a lungo dimostrato che la dieta è inutile se non viene modificato anche il comportamento. E non importa quanto una persona studi le diete, cercando di trovare quella più efficace, la risposta rimane la stessa: a breve termine, tutte danno risultati, ma lungo termine la maggior parte sono inutili.

Mangiare consapevolmente significa prestare attenzione al gusto, alla masticazione, significa essere immersi nel momento presente, senza giudicarsi. Questo approccio si concentra sui sentimenti e sulle esperienze delle persone. Non c'è niente che riguardi calorie, grassi e proteine. C'è solo l'essere nel presente.

A chi è rivolto il percorso di mindful eating?

Le categorie di persone che dovrebbero intraprendere questo percorso sono soprattutto:
- persone in forte sovrappeso, o affette da obesità;
- persone alle quali sono stati diagnosticati disturbi alimentari (anoressia, bulimia, etc.);
- ex-obesi;
- soggetti che sono guariti dai disturbi alimentari ma faticano a seguire un regime alimentare equilibrato;
- persone che soffrono di fame nervosa.

Oltre ai soggetti elencati, il cammino per diventare mangia-tori intuitivi è utile a tutti per migliorare la qualità della propria vita.

Come è possibile sperimentar questo percorso?

Intraprendere un percorso di mindful eating per diventare mangiatori intuitivi non è molto semplice in Italia, in quanto non tutti i dottori nutrizionisti sono a conoscenza di questa pratica o, magari, chi è preparato su questo argomento non dispone dei mezzi e degli spazi adeguati a ospitare gruppi numerosi di persone. Fortunatamente questo fenomeno è in crescita, quindi è sempre più facile trovare seminari gratuiti a cui partecipare.

Nello specifico come si articola?

Da ciò che si è detto fino a questo punto, questo corso di mindful eating è l'ideale per cambiare la percezione del cibo, affinché siano le persone a controllarlo e non viceversa.

La strada per sviluppare questo tipo di consapevolezza richiede soprattutto tanta attenzione, calma, poiché senza la calma e la capacità riflessiva è impossibile iniziare una seduta di mindful eating.

Qui di seguito si proverà a riassumere per sommi capi come si svolge una seduta.

* **Inizio della seduta**

A condurre il seminario di alimentazione consapevole ci sono sempre dottori nutrizionisti o dietisti. Alcune volte questi ultimi possono ospitare anche terapeuti, in quanto, come si è detto, la fame nervosa è spesso causa di disturbi alimentari curabili solo attraverso apposite terapie.

Ai corsisti vengono poste delle domande prima di tutto riguardo il loro rapporto con il cibo (se hanno mai sofferto di squilibri alimentari, se sono affetti da fame nervosa e da quanto tempo, etc.) e in un secondo momento in merito alle loro preferenze alimentari.

Alcune volte, quando si tratta di seminari composti da svariati incontri, il dottore chiede cosa si aspettano dalla suddetta esperienza e quali sono i loro obbiettivi futuri.

* **Svolgimento della seduta**

Durante lo svolgimento della seduta, si chiederà ai candidati di rilassarsi, inspirando a fondo. Questo è lo step più importante: alleviare lo stress, la tensione accumulata e i problemi personali permetteranno al futuro mangiatore consapevole di essere realmente concentrato sulle sue azioni. Fatto ciò, il medico sceglierà due o tre alimenti di diversa tipologia per distribuirli.

Una volta consegnata a ciascuno una piccola quantità di alimento, si dà l'avvio all'esperienza sensoriale:

- il candidato si sofferma prima di tutto sull'aspetto dell'alimento, fissandolo per alcuni minuti allo scopo di comprendere il colore, la forma e tutti gli aspetti estetici;
- dopo che la vivanda è stata osservata in ogni sua parte, si procede a tastarla con le mani per sentire la sua consistenza, e valutare quegli aspetti che possono essere conosciuti solo attraverso l'uso delle mani;
- successivamente, si avvicina l'alimento al proprio naso. Grazie all'olfatto, si percepirà il profumo che emana e si comprenderà la qualità della sua essenza (se è dolce, acre, etc.);
- infine il corsista assapora l'alimento: in questo modo può accorgersi degli ingredienti di cui è composto, comprendere la durezza o, viceversa, la malleabilità, e le sensazioni che quel determinato alimento trasmette a contatto con il palato.

* **Conclusione della seduta**

Quando la seduta volge al termine, l'alunno si rende conto di aver gustato il cibo come mai aveva fatto prima di allora, perché finalmente ha posto al centro le sue impressioni, le sue sensazioni. Egli si accorge che questa nuova consapevolezza lo aiuta a percepire in maniera diversa ogni alimento, come se lo stesse conoscendo per la prima volta.

Quali benefici dà questo percorso?

Oltre ad essere utile per diventare mangiatori intuitivi, il percorso di mindful eating aiuta le persone a riconnettersi con la parte più autentica di sé, sviluppando:

√ **consapevolezza:** l'attenzione con la quale il mangiatore intuitivo si focalizza sul cibo sarà la stessa che impiegherà nella vita quotidiana in relazione ad altre circostanze. Spesso le persone ascoltano esclusivamente la mente, ma quando si pratica la consapevolezza, vale la pena ascoltare prima il corpo. Invece di mangiare ogni volta che sorge un desiderio, dovresti fermarti e ascoltare te stesso. Il tuo stomaco gorgoglia? C'è apatia? Ti gira la testa? C'è una sensazione di disagio nello stomaco? Troppo spesso le persone mangiano quando sono tristi, annoiate, ansiose, sole o a disagio. Il vero mangiare consapevole richiede l'ascolto di segnali fisici, non di quelli emotivi. Una buona domanda per aiutarti a seguire questa parte della pratica è: "In che modo il corpo segnala la fame e come ricevo i segnali di una fame emotiva?" Le risposte possono essere molto diverse. Ad esempio: quando ho fame, mi fa male la testa e mi fa male lo stomaco, ma spesso ho fame perché ho molti pensieri e ho bisogno di conforto. Oppure: quando ho fame mi si raffreddano i polpastrelli, mi brontola lo stomaco e non riesco a concentrarmi su niente, ma spesso ho voglia di mangiare perché ho paura di pensare al futuro e voglio distrarmi. La consapevolezza di sé e l'attenzione verso sé stessi è molto importante nel percorso di consapevolezza;

√ **capacità di riflessione:** aver imparato a conoscere ciò che si sta mangiando in tutte le sue caratteristiche aiuterà l'individuo a riflettere maggiormente sugli aspetti psicoemotivi delle azioni compiute, stimolando la capacità riflessiva che ogni persona ha dentro di sé;

- √ **gratitudine:** se c'è una cosa che il mangiatore intuitivo apprende è che il cibo si assapora anche con la mente: è questo infatti l'unico modo per percepire ogni morso come un'esperienza nuova. Questo esercizio diventa in realtà un modo per essere grati al cibo che si gusta, ma, in maniera particolare, a tutte le esperienze che si compiono nella vita.
- √ **autocontrollo:** allenando la propria consapevolezza, il corsista ha imparato a non lasciarsi influenzare dalle emozioni, dunque assumerà del cibo solo se spinto veramente da una necessità reale. Da ciò avrà modo di potenziare il senso di responsabilità e la capacità di controllare maggiormente le sue azioni;
- √ **neutralità:** imparare ad assaporare il cibo abolisce i preconcetti e i pregiudizi su determinati alimenti. Al di là delle componenti soggettive (allergia ad un tipo di sostanza; intolleranza alimentare, etc.), il mangiatore intuitivo raramente giudicherà un cibo dall'aspetto, senza mai averlo assaggiato. La posizione neutrale nei confronti del cibo sarà la stessa che avrà nei confronti della vita, delle persone che gli sono accanto;
- √ **fiducia in sé stessi:** svolgere un percorso di mindful eating non aiuta soltanto ad avere un rapporto più sano con il cibo. I benefici riguardano anche il miglioramento della propria autostima, dato che si acquisirà una maggiore consapevolezza del significato di benessere, inteso come rapporto leale e amorevole con la propria immagine corporea.

Capitolo 9

I consigli utili per placare la fame

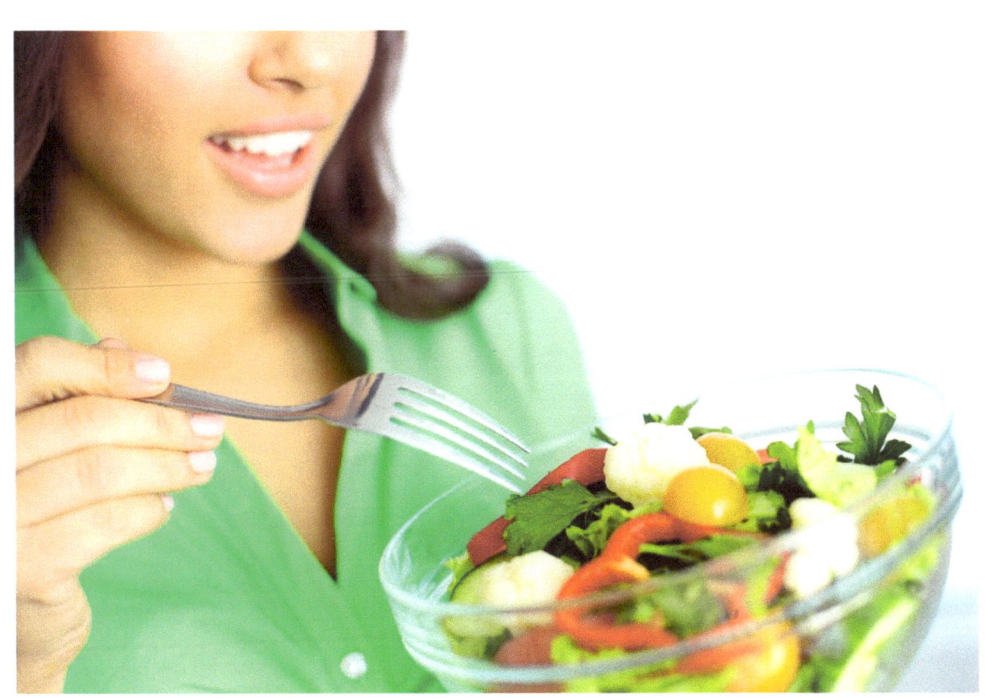

Il piatto unico è una salvezza!

Molte volte per comodità, altre volte invece per abitudine, si tende a utilizzare un piatto diverso per ogni portata (il piatto fondo per il primo, il piatto più piccolo per il contorno, etc.). Questa idea, però, non è molto saggia quando si è a dieta o quando magari si vuole mangiare una minor quantità di cibo. In questi casi, infatti, si rivela utile collocare le varie portate in un unico piatto, in modo da ingannare la percezione e aumentare il senso di sazietà.

Se i cibi che stai andando a consumare possono coesistere nello stesso piatto senza mischiare i loro odori e sapori, fallo!

È molto importante che quando stai mangiando ti concentri solo ed esclusivamente sul piatto. È preferibile infatti spegnere la tv o eliminare qualsiasi altra distrazione. Spesso, senza rendercene conto, quando siamo disturbati da mangiamo molto più del dovuto.

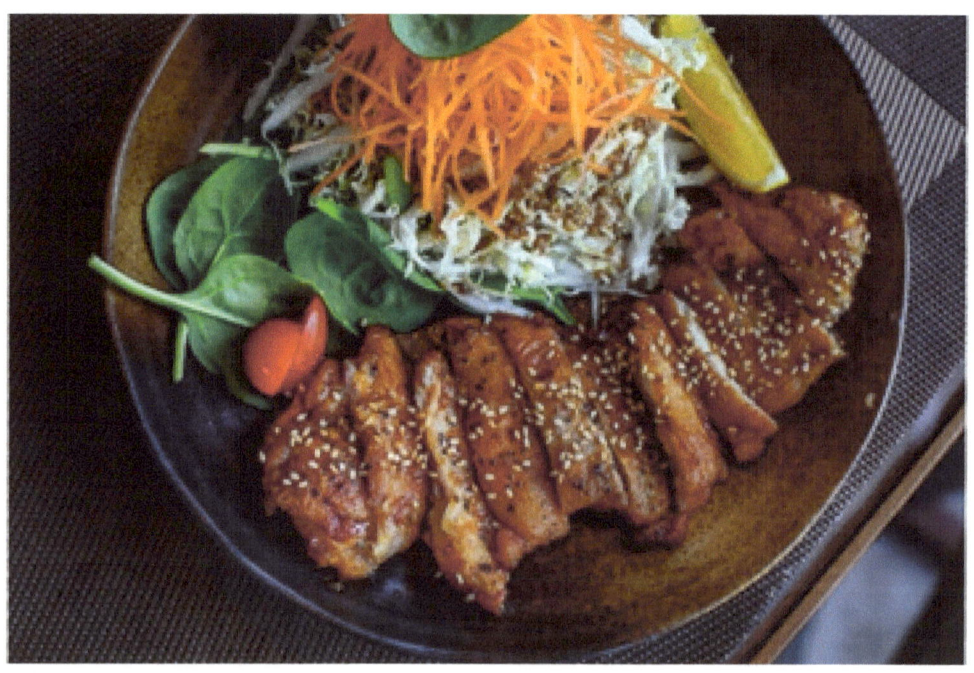

Saper stare fermi!

Quante volte ti sarà capitato di dimenticarti di portare in tavola il sale, il limone per condire un cibo, un piatto di riserva e altro ancora? Solitamente in queste circostanze ci si alza senza nemmeno farci neanche caso: quello che a prima vista potrebbe sembrare un modo per stare in forma, in realtà compromette l'organismo.

Alzarsi di continuo fa accumulare il nervosismo e ingurgitare aria. La soluzione è quindi quella di collocare sul tavolo tutto quello che serve e imporsi di non alzarsi fino al termine del pasto. Quando ti alzi dalla tavola, inoltre, potresti vedere in giro altro cibo che potrebbe tentarti e quindi farti mangiare ciò di cui non hai effettivamente bisogno.

Dovresti imparare a prestare attenzione al tuo corpo. Rallentare è il modo migliore per connettere mente e corpo in modo che lavorino come una squadra. Il cervello di solito decodifica il segnale di sazietà con un certo ritardo che va dai cinque ai venti minuti, a seguito del quale le persone spesso mangiano troppo senza nemmeno pensarci. Ma, se rallenti, il segnale verrà decodificato in tempo.

Spesso le persone mangiano senza esitazione: hanno fame, guardano negli armadietti e nel frigorifero, ingurgitano con la voracità di un lupo un pacchetto di biscotti o bevono un bicchiere di cola magari continuando nel frattempo a lavorare. Questo in realtà li rallenta e impedisce loro di sviluppare abitudini sane basate sulla consapevolezza di cosa mangiare, quanto mangiare, quando mangiare.

Naturalmente, uno spuntino veloce di tanto in tanto è assolutamente consentito, però mangiare del cibo ben preparato gioverà alla tua salute fisica, migliorerà il tuo umore e ti aiuterà a dormire meglio.

Mangiare sano nel contesto della consapevolezza significa: preparare il cibo, servirlo (non mangiare da un contenitore o da una confezione), metterlo sul tavolo, sedersi a tavola e mangiare usando cucchiaio e forchetta, non le mani. Mangiare con amici e familiari è utile anche per rafforzare il legame con altre persone, godersi il cibo e la conversazione.

Afferrando il cibo direttamente dal frigorifero o dall'armadio, è molto più facile mangiare qualcosa di completamente diverso da quello che vorresti.

Ovviamente, tutto ciò non significa che devi pianificare ogni pasto in maniera ossessiva: la flessibilità è importante, ha un effetto positivo sul benessere. Hai solo bisogno di capire quando ci sarà tempo per mangiare, così da mettere da parte mezz'ora per cucinare con calma, sederti e mangiare con tranquillità.

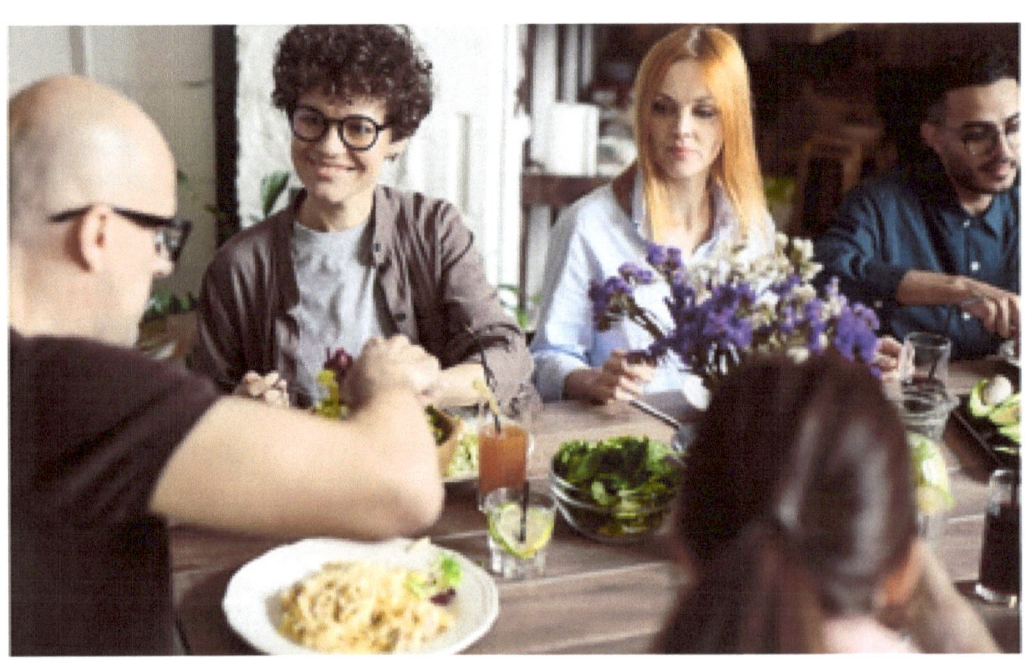

Tutto comincia dall'insalata!

Quando si ha la sensazione di non sentirsi appagati e accusare sempre il senso di fame, sarebbe meglio assumere un'insalatona (condita soltanto con 10 gr. di olio e un pizzico di sale) a pranzo e a cena, prima delle portate principali.

L'insalata è un alimento che contiene pochissime calorie, per questo riesce a saziare senza danneggiare la linea, né l'organismo. Probabilmente non è uno dei pranzi più gustosi che potresti immaginare di mangiare, tuttavia è molto salutare e soprattutto ti permette di evitare il consumo di alimenti che non fanno altro che danneggiare il tuo organismo e quindi anche la tua condizione psico-fisica. Proprio per queste ragioni fai un piccolo sacrificio e inizia a mangiare l'insalata in questi momenti della giornata, in modo tale che tu possa assopire il tuo senso di fame e non mangiare in modo nervoso.

Anche per queste motivazioni nella Dieta Mediterranea sono previsti almeno 5 pasti durante il giorno: colazione, merenda, pranzo, merenda, cena. Questo può sembrare un paradosso, dato che si tratta pur sempre di una dieta, ma tale strategia riesce a spezzare efficacemente la sensazione di fame. Se facessi 3 pasti durante il giorno e arrivassi a questi con una fortissima sensazione di fame potresti mangiare molto più del dovuto e soprattutto mettere sotto sforzo la tua mente che durante il giorno deve resistere alla sensazione di non toccare neanche un piccolo pezzo di cibo.

Distrarsi fa bene!

Per chi segue una dieta, così come per chi soffre di fame nervosa, il momento della giornata più difficile è il rientro a casa dopo il lavoro. Una persona, presa dallo stress, potrebbe aprire il frigorifero e rimpinzarsi di cibo, allo scopo di placare la tensione accumulata dopo tante ore.

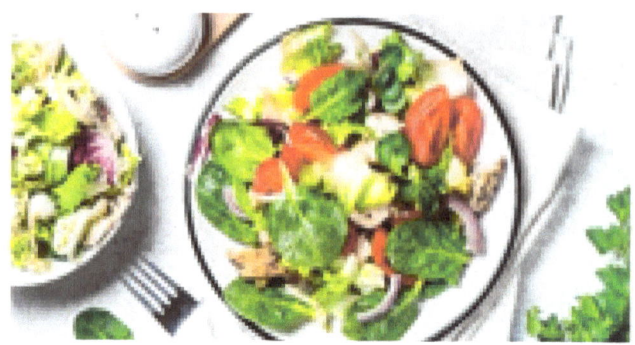

Per non cadere in queste tentazioni che devastano completamente la linea, è necessario distrarsi, magari dedicandosi a delle specifiche attività, oppure rilassarsi con una doccia energizzante zero calorie. Potresti anche praticare delle attività come la meditazione. Prendere del tempo da dedicare a sé stessi spesso e volentieri è la soluzione migliore per stare bene. Se non hai mai praticato meditazione non ti preoccupare, esistono diverse app gratuite scaricabili sia per iOS che per Android, che ti guidano passo passo in questo percorso.

La meditazione è molto importante perché ti permette di focalizzarti sul presente e quindi di distogliere l'attenzione dai pensieri passati e da quelli futuri. Nel momento in cui ti focalizzerai sul presente ritroverai una concentrazione e una lucidità che probabilmente ti permetteranno di svolgere le tue attività quotidiane in maniera molto più veloce ed efficace. Inoltre le tue sensazioni di stress diminuiranno e quindi mangerai solo quando sarà opportuno.

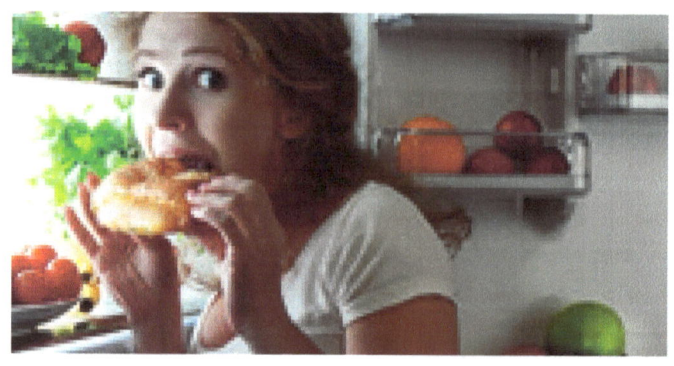

Specchio, specchio delle mie brame...

Quando si esce di casa, è molto utile guardarsi allo specchio per qualche minuto. Questo esercizio è particolarmente consigliato quando si è a dieta per prendere coscienza che i propri sacrifici stanno servendo davvero a realizzare il proprio obbiettivo, oltre che per coloro che soffrono di disturbi alimentari.

Osservare la propria immagine in uno specchio a figura intera, aiuterà una persona ad aumentare la propria autostima: solo grazie a ciò potrà autocontrollarsi quando sarà a tavola. Inizialmente guardarsi allo specchio potrebbe essere molto difficile, potresti disprezzare il tuo fisico, però non mollare! Nel momento in cui svilupperai quest'abitudine ti abituerai alla visione di te stesso e inizierai a notare anche i tuoi pregi.

Ricordati che per stare bene con te stesso devi accettarti per come sei: prendi fiducia e non ti abbattere!

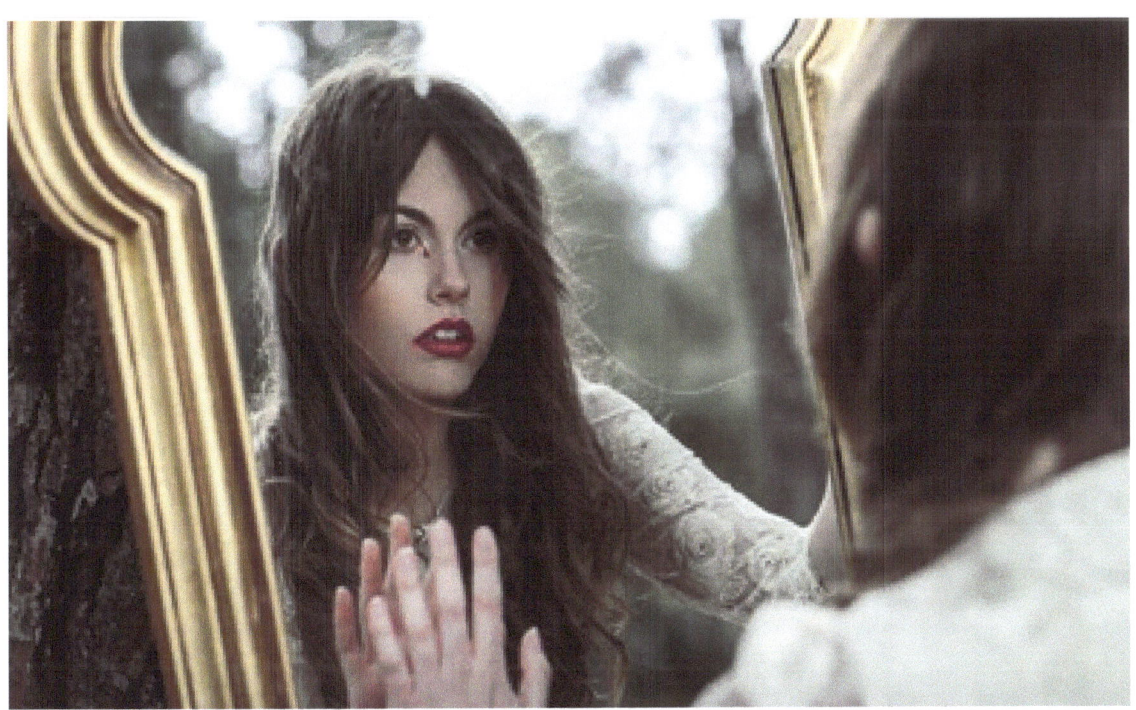

Capitolo 10
A tavola con responsabilità

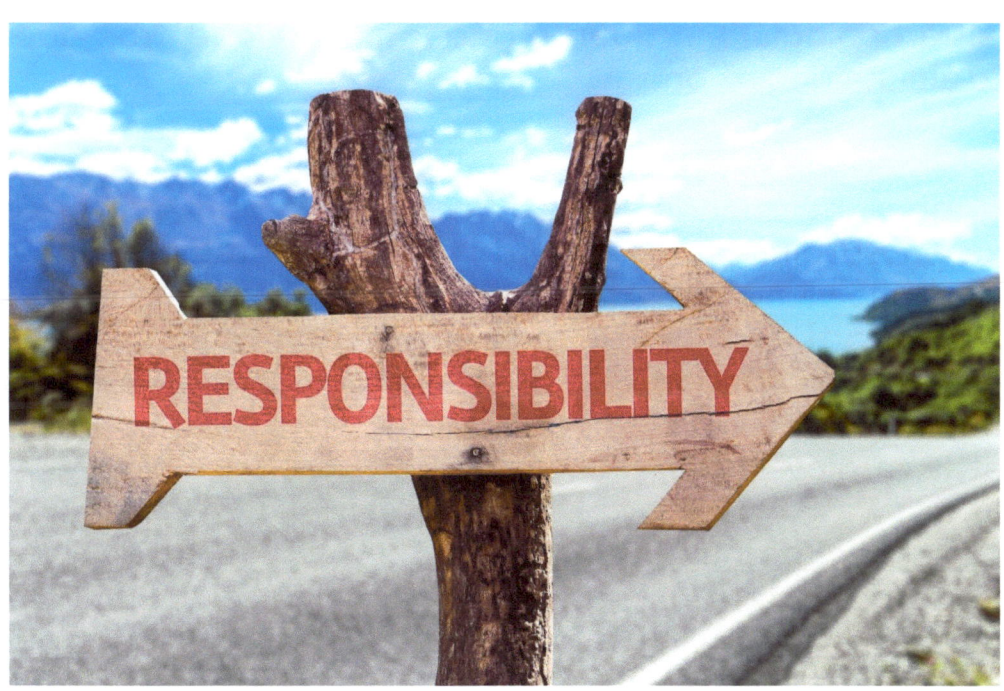

I falsi miti da sfatare: un consiglio al giorno toglie il medico di torno.

Ecco una serie di consigli utili a chiunque intenda seguire un'alimentazione sana senza dimenticare proprio nulla!

<u>Lo zucchero grezzo è più sano di quello bianco!</u>
Non c'è molta differenza tra lo zucchero grezzo (conosciuto anche come zucchero di canna) e quello bianco, ma non si può negare che il primo sia decisamente più sano di quello tipicamente utilizzato in cucina. Pur essendo entrambi ottenuti dalle barbabietole da zucchero, lo zucchero di canna non subisce il processo di raffinazione e per questo è più salutare per l'organismo. Contiene inoltre calcio, potassio e ferro, nutrienti totalmente assenti nell'altra tipologia. Per quanto riguarda le calorie, tra i due non esiste alcuna distinzione.

<u>Il pane integrale va preferito a quello bianco!</u>
È indubbio che quando si inizia una dieta, la prima cosa a cui si pensa è sostituire il pane bianco con quello integrale, in quanto quest'ultimo viene scelto proprio per le sue proprietà benefiche: abbassa infatti il rischio di contrarre alcune malattie croniche, aiuta a controllare il peso in quanto si percepisce un maggiore senso di sazietà, è indicato per la prevenzione del diabete e delle malattie cardiovascolari e riduce la pressione arteriosa.

<u>Una buona colazione salva la linea!</u>
La colazione è stata da sempre un tema al centro di dibattiti, poiché c'è chi afferma che questo pasto non sia importante per il corretto funzionamento dell'organismo e chi, invece, sostiene che sia necessario da includere all'interno di un piano alimentare bilanciato. L'affermazione giusta clinicamente è la seconda: la colazione è il pasto più importante della giornata.
Durante la notte il metabolismo rallenta, ragion per cui bisogna rimetterlo in moto appena svegli, per affrontare la giornata con la giusta lucidità.

Quando si mangia a colazione è preferibile assumere una quantità minima di caffè: una tazza è l'ideale. Bisognerebbe anche evitare merendine, prodotti di pasticceria, dolci in genere, e alimenti molto grassi.
I cibi da privilegiare sono quelli proteici (pancakes, tuorli d'uova.), oppure gli alimenti ricchi di fibre (cereali integrali, fette biscottate, etc.) ai quali si può accostare il latte, le spremute fresche, la frutta e gli yogurt.
È importante anche fare colazione entro un'ora circa dal risveglio, il motivo è semplice: ritardando il pasto, si rischia di avvicinarsi troppo all'ora di pranzo, e quindi saltare lo spuntino. Tutti i pasti sono collegati tra loro.

La dieta mediterranea previene i tumori!
In Europa meridionale l'incidenza dei tumori dell'apparato respiratorio e digerente è inferiore rispetto a quella delle altre popolazioni. Il motivo risiede proprio nel regime alimentare adattato dai cittadini europei: la dieta mediterranea. Povera di grassi animali, ricca di verdura e frutta (anche cruda), fibre e cereali può essere considerata una vera terapia per l'organismo.

La carne rossa NON è un male!
Nonostante la comparsa di malattie croniche, come quelle cardiovascolari, del diabete o tumore al colonretto (dovuta al consumo elevato di carne rossa), è sbagliato affermare che questa sia pericolosa per il nostro organismo. Bisogna sempre tenere a mente che le carni sono indispensabili per il corretto funzionamento del nostro organismo poiché conferiscono proteine, minerali (ferro e folati) e grassi sani.
Quando si ingerisce questo alimento si deve fare attenzione a due aspetti: la cottura e la quantità. Come quantità si consiglia l'assunzione di massimo due porzioni ogni settimana. Il grado di cottura dovrebbe essere medio e la carne non deve risultare né cruda, né bruciacchiata, in quanto l'eccesiva combustione rilascia delle sostanze cancerogene.

L'acqua è uguale per tutti!

Spesso l'acqua naturale viene preferita a quella frizzante poiché si pensa che l'anidride carbonica presente in quest'ultima possa portare problemi alla salute. Malgrado l'acqua frizzante contenga una percentuale di sodio più alta rispetto all'altra tipologia, tra le due non c'è molta differenza.

È errato affermare che solo l'acqua naturale apporti benefici, in quanto è l'acqua frizzante ad aiutare la digestione fungendo da stimolante per la produzione gastrica di acido cloridrico.

L'unico caso in cui è consigliato bere solo acqua minerale naturale riguardano le persone colpite da patologie del tratto gastrointestinale: reflusso gastroesofageo, gastrite ed ernia iatale

La pasta può essere consumata sia a pranzo che a cena!

Che sia chiaro: i carboidrati la sera non fanno ingrassare!

Tante sono le persone che, informandosi attraverso delle fonti errate, non ingeriscono pane, pasta o patate la sera in quanto credono erroneamente che anche una semplice mollica di pane possa trasformarsi in adipe. Al contrario di queste false credenze, l'assunzione dei carboidrati è consigliata anche, e soprattutto, la sera perché questi macronutrienti aiutano lo sviluppo della melatonina, il cosiddetto "ormone del sonno".

Per quanto riguarda il pane, la quantità giornaliera consigliata è pari a 80 grammi. La razione di pasta consigliata, invece, è di circa 60-70 grammi al giorno. L'ideale è accompagnarla con una fresca insalata, o con delle verdure.

Cibi da non mangiare prima di andare a dormire

- cereali zuccherati;
- thé verde;
- pizza;
- cipolle;
- cioccolato;
- vino;

- ✗ cibi fritti;
- ✗ gelato;
- ✗ bevande gassate;
- ✗ caffé;
- ✗ cibi piccanti.

I 15 cibi che stimolano il metabolismo

- √ latte di soia;
- √ mele;
- √ pompelmo;
- √ mandorle;
- √ fagioli;
- √ tacchino;
- √ curry;
- √ cannella;
- √ farina d'avena;
- √ broccoli;
- √ spinaci;
- √ yogurt;
- √ thé verde;
- √ peperoni;
- √ legumi.

Alimenti dalle proprietà antinfiammatorie

- ↓ avocado;
- ↓ papaya;
- ↓ mirtilli;
- ↓ curcuma;
- ↓ sedano;
- ↓ mirtilli rossi;

- zenzero;
- cavolo;
- broccoli;
- semi di chia;
- semi di canapa;
- noci.

Cibi che placano la fame
* fagioli
* insalata;
* pompelmo;
* peperoncino;
* thé nero;
* uova;
* arachidi;
* mela;
* salmone;
* fiocchi di latte;
* avocado;
* pepe nero;
* orzo perlato;
* pane integrale;
* yogurt.

Cibi dalle proprietà benefiche

La mela aiuta il processo digestivo

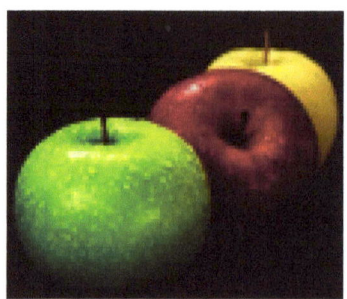

L' ananas combatte la ritenzione idrica.

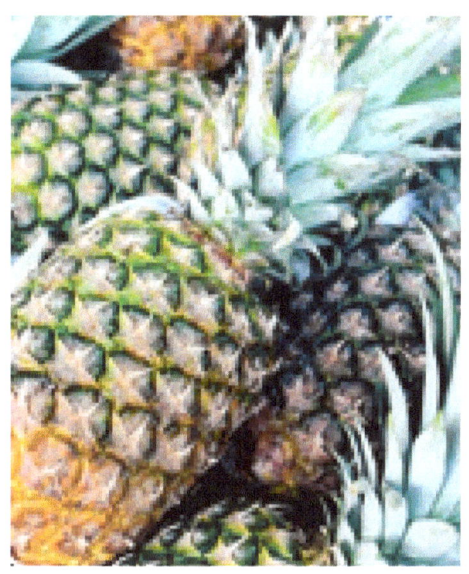

Il pomodoro rallenta l'invecchiamento.

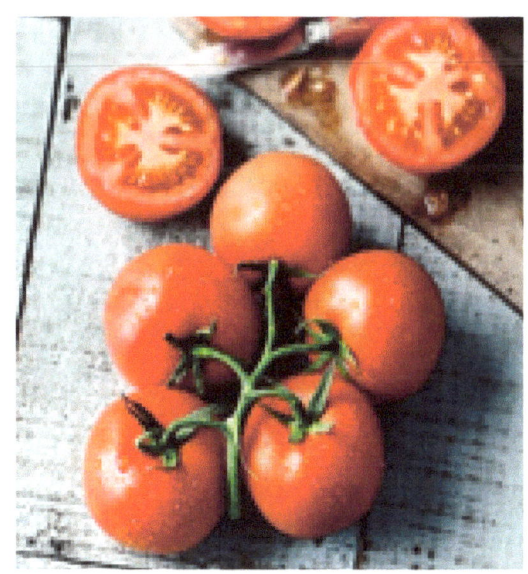

Le arance e i peperoni rafforzano il sistema immunitario.

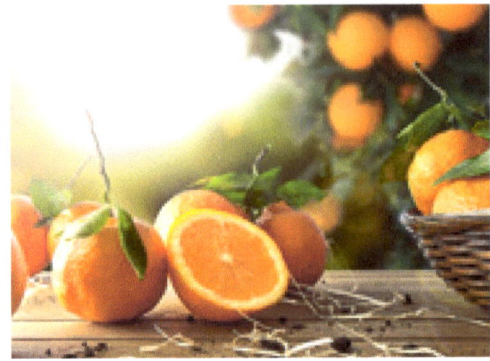 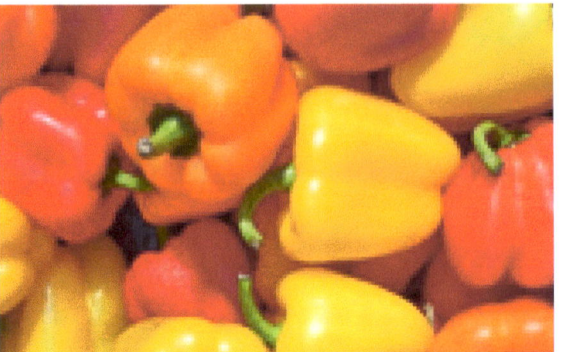

La banana è un'importante fonte per l'organismo.

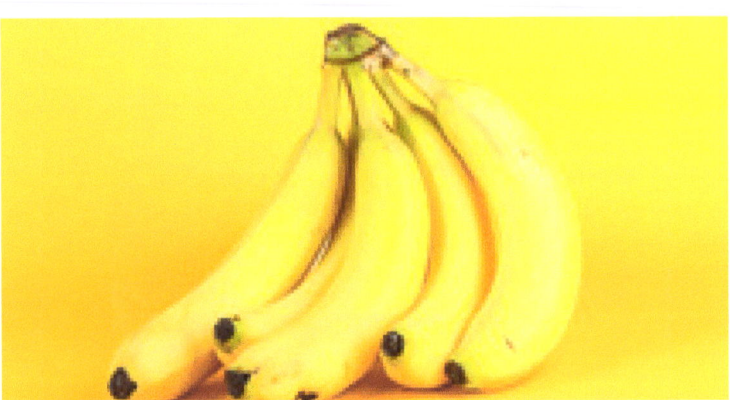

Il cocco aumenta il benessere intestinale.

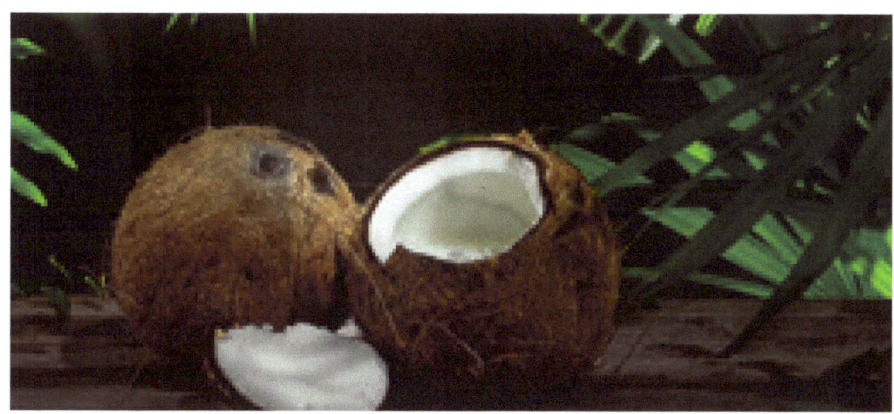

Le nocciole rafforzano la memoria.

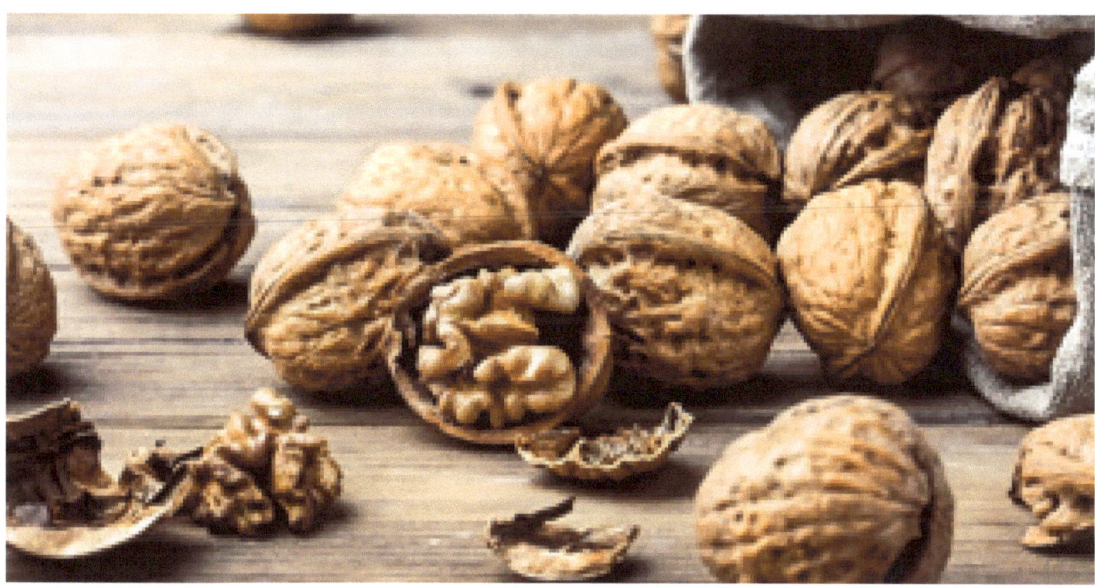

Il peperoncino favorisce la salute del cuore.

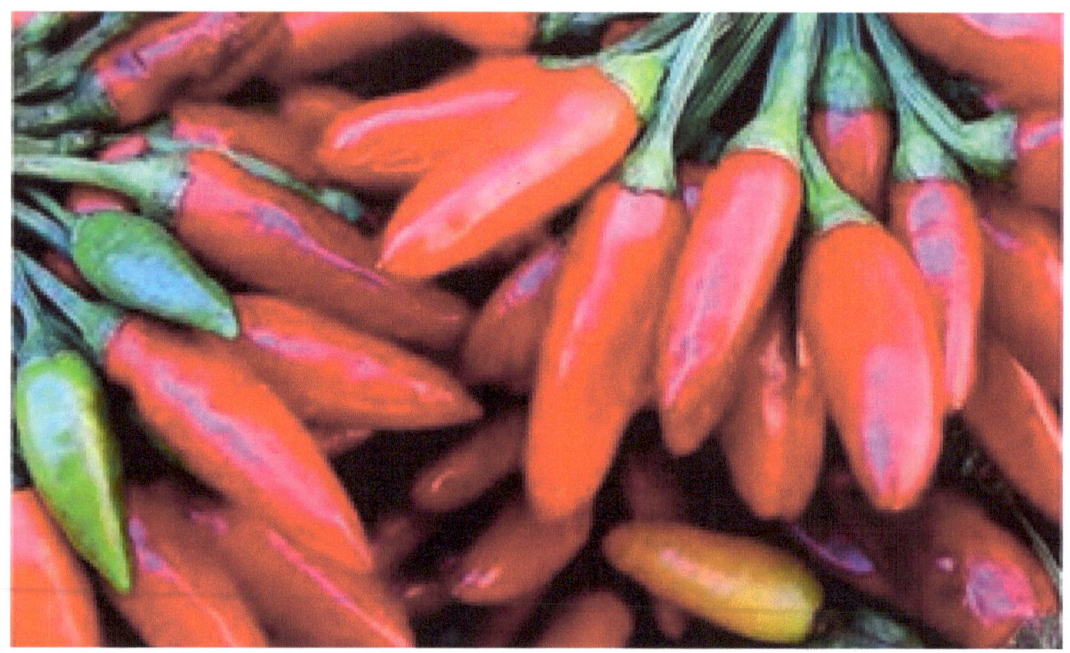

Le noci riducono i livelli di colesterolo LDL nel sangue.

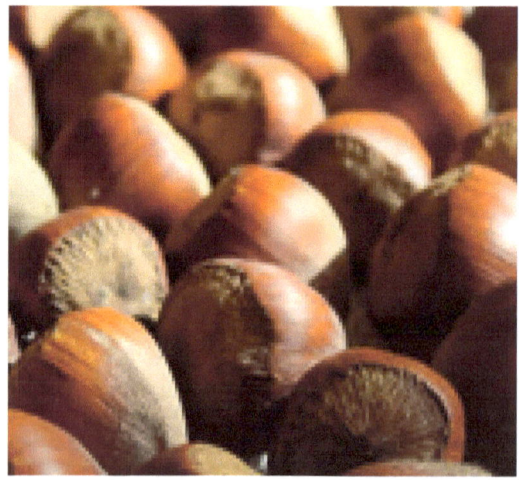

Le zucchine favoriscono la diuresi.

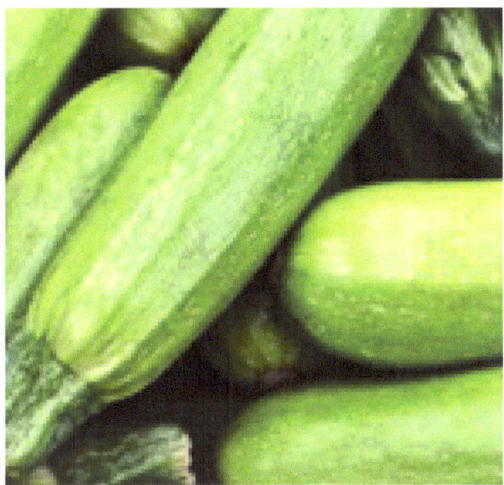

La frutta e la verdura crude proteggono l'organismo da numerose forme tumorali.

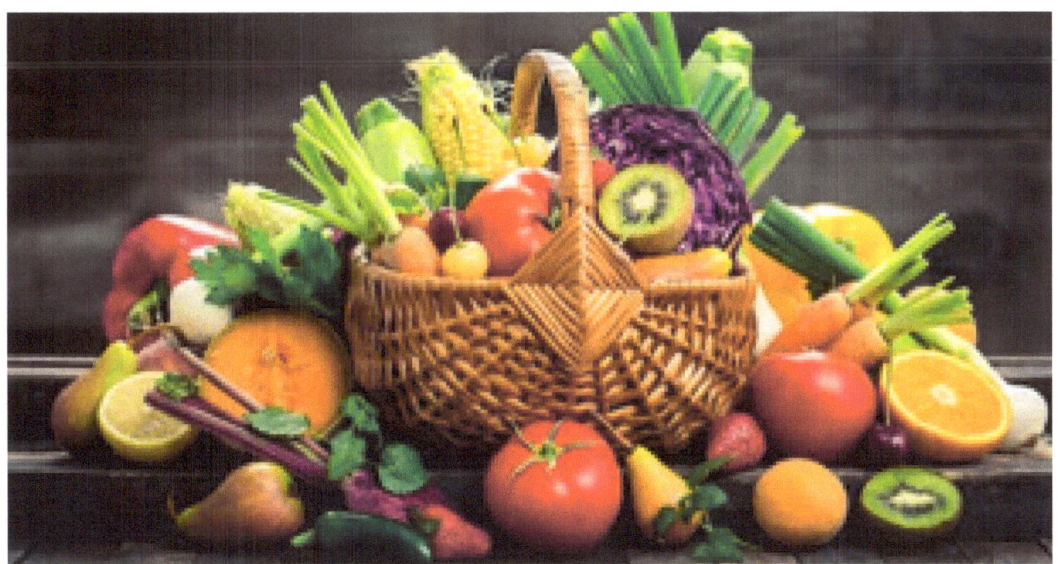

Cibi che potrebbero gonfiare l'addome

- salumi;
- eccesso di caffè;
- bevande gassate,
- bevande alcoliche;
- legumi;
- cibi raffinati (snack, brioches, cornetti, etc.);
- crucifere;
- eccesso di dolcificanti;
- barrette proteiche;
- eccesso di frutta.

Cibi da evitare a stomaco vuoto

- dolci lievitati;
- caffè;
- agrumi;
- caramelle;
- pomodori;
- bibite gassate;
- yogurt;
- cibi piccanti;
- cetrioli;
- banane;
- pere.

Riassumendo la dieta mediterranea....

<u>Qui di seguito la lista che riassume i principi basilari della dieta mediterranea:</u>
- Includere quotidianamente dalle due alle tre porzioni di frutta fresca e verdura di stagione.
Queste due tipologie di carboidrati sono importanti per il

sano sviluppo del sistema immunitario, grazie alla presenza di flavonoidi, polifenoli e folati (specie nelle verdure a foglia).
Gli altri cibi che non dovrebbero mancare all'interno di una dieta bilanciata sono gli alimenti di colore rossoaranciato, quali la zucca, le carote, le patate dolci e altri ortaggi di questo tipo. Questi danno una maggiore protezione ai tessuti e alle mucose, come anche ai bronchi e ai polmoni;

- La vitamina C è una fonte importante e non si deve pensare che la contengano solo gli agrumi, infatti è possibile trovarla anche nei broccoli, nella rucola e nel prezzemolo. Tra questi è doveroso menzionare il kiwi, che se assunto a colazione ha la capacità di aumentare il senso di sazietà.

- Altri nutrienti da non dimenticare per aspirare a un regime alimentare equilibrato sono le fibre, specie quelle prebiotiche, fondamentali per il sistema immunitario. A queste appartengono la cicoria, i carciofi, gli asparagi, le cipolle e i porri. Si aggiungono alla lista anche l'aglio e i cereali come ad esempio il grano, l'orzo e l'avena.
La loro capacità nutrizionale agisce sull'equilibrio della flora intestinale dove risiedono l'80% delle nostre difese. Le fibre, infatti, nutrono i batteri "buoni" e riducono quelli dannosi per l'organismo.

- L'olio extravergine di oliva resta la sostanza dalla quale non si può prescindere, non solo per la grande quantità di polifenoli produce, ma anche per la sua azione antinfiammatoria e immunoprotettiva.
La dose consigliata a crudo non dovrebbe superare i quattro cucchiai al giorno (30gr).

- I legumi secchi (ceci, fagioli e lenticchie), che hanno riempito da sempre la tavola degli italiani, sono importanti nella dieta ma il loro consumo deve essere limitato alle 2-3 porzioni settimanali. Possono essere considerati come dei veri e propri "mattoni proteici", ricchi di selenio e zinco (minerali immunostimolanti).

- Altro cibo fortemente consigliato è il pesce, in particolare quello azzurro (alici, tonno, sgombro, etc.). Grazie alla presenza di Omega3, può rafforzare la membrana cellulare, rendendola resistente all'attacco dei microorganismi patogeni. Si consiglia il consumo due volte a settimana.

- Pur essendo importante per il benessere fisico, bisogna consumare le carni con moderazione, tanto per cominciare preferendo quelle bianche alle rosse. Se assunte in maniera eccessiva, queste ultime possono diventare pericolose per i vasi sanguigni a causa del ricco contenuto di grassi saturi e colesterolo.

- Molto sottovalutate nelle diete sono le uova, ricche di vitamina D. Se integrate dalle 2 alle 3 volte a settimana in una dieta, le uova diventano degli alleati importanti per combattere le infezioni.

Capitolo 11

Ricettario

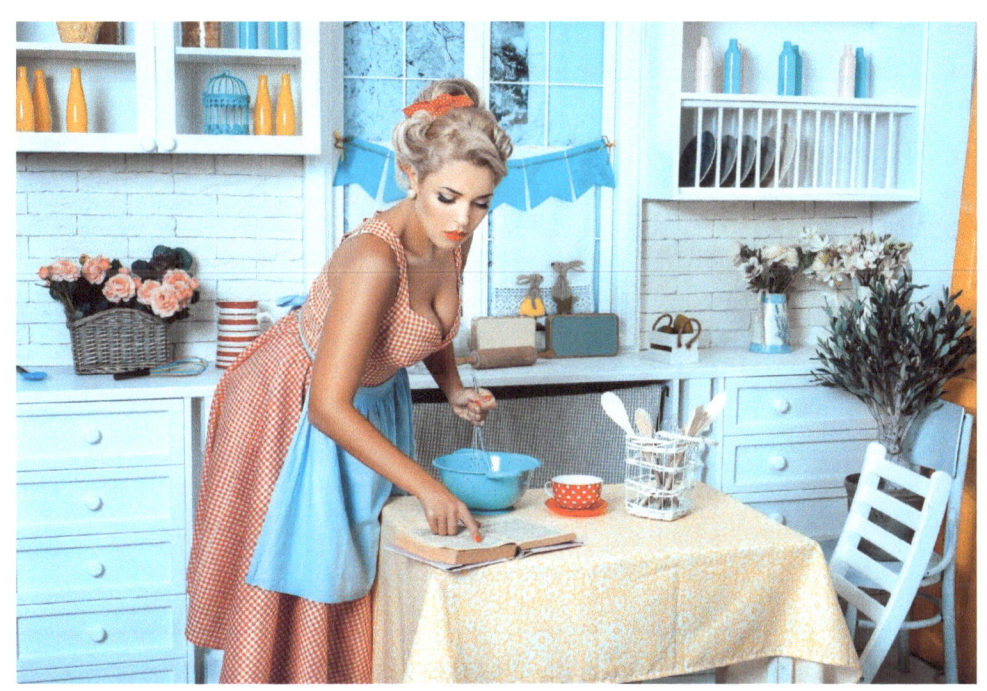

PANE IN PADELLA – LIGHT E VELOCE

INGREDIENTI:
- 100 grammi di farina integrale
- 150 grammi di yogurt greco
- 10 grammi di olio Evo
- Sale e spezie q.b.

PROCEDIMENTO:
Impastare con le mani tutti gli ingredienti.
Quando l'impasto diventa compatto ed omogeneo, suddividerlo in tanti piccoli pezzi.
Dare una forma (si consiglia delle focaccine circolari di circa 7 cm).
Adagiare su una padella già calda a fuoco medio.
Cuocere per circa 3 minuti per ogni lato, fino alla doratura desiderata.

VALORI
Porzioni: 8 pezzi.
Calorie: 62 Kcal cd.
Proteine: 4 grammi cd.

TORTA DI CAROTE LIGHT

INGREDIENTI:
- 2 uova
- 1 albume
- 250 grammi di farina
- 300 grammi di carote grattugiate
- 500 ml di latte
- 10 grammi di lievito per dolci
- 60 grammi di miele (o 250 grammi di dolcificante)

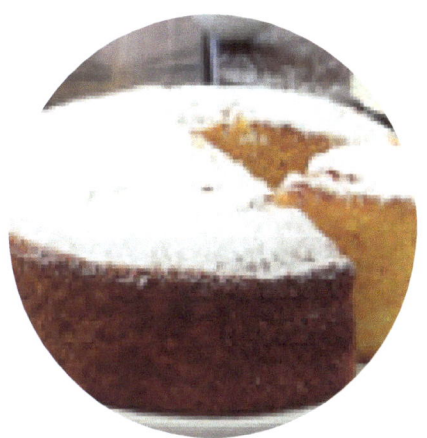

PROCEDIMENTO:
Preriscaldare il forno a 180° (statico) e foderare uno stampo da torte di 20/22 cm con carta da forno.
Grattugiare le carote finemente.
Separare i tuorli dagli albumi, quindi aggiungere la farina.
Quando il composto si amalgama, aggiungere il latte lentamente fino a bagnare il tutto.
Inserire nell'impasto le carote grattugiate (se necessario, aggiungere ancora latte), il dolcificante ed eventuali ingredienti extra.
Montare a neve gli albumi finché risultino abbastanza solidi e aggiungerli al resto del composto, delicatamente e senza smontarli troppo.
Inserire il lievito.
Versare tutto nello stampo.
Infornare per 30/40 minuti.

CHEESCAKE LIGHT PROTEICA

INGREDIENTI:
- 2 fette biscottate
- 170 grammi di yogurt greco 0% grassi
- 3 gocce di dolcificante
- 30 grammi di marmellata senza zucchero

PROCEDIMENTO:
Tritare in una ciotola le fette biscottate.
Aggiungere il dolcificante nello yogurt greco e mescolare.
Aggiungere lo yogurt sulle fette tritate, e subito dopo la marmellata.
Lasciare riposare in frigo per 4/5 ore.

VALORI
Calorie: 200 Kcal
Carboidrati: 30 grammi
Proteine: 19 grammi
Grassi: 1 grammo

BURGER DI ZUCCHINE

INGREDIENTI:
- 1 zucchina
- 20 grammi di pangrattato
- 1 fetta di pancarrè
- 150 grammi di formaggio grattugiato
- 5 ml di olio

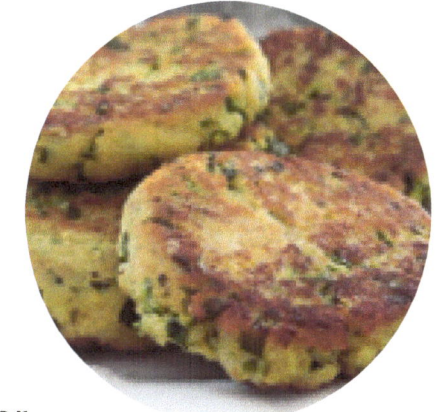

PROCEDIMENTO:
Grattugiare la zucchina e cuocerla per qualche minuto in padella.
In una ciotola unire il pangrattato, formaggio, pancarrè e la zucchina.
Mescolare bene con le mani e creare dei burger.
Cuocere in padella con un filo d'olio per qualche minuto.

VALORI
Calorie: 279 Kcal
Proteine: 12 grammi
Grassi: 11 grammi
Carboidrati: 32 grammi

TORTA CAPRESE LIGHT

INGREDIENTI:
- 1 uovo
- 30 grammi di miele
- 50 grammi di farina integrale
- 35 grammi di cioccolato fondente
- 50 grammi di yogurt greco
- 20 grammi di cacao
- 20 grammi di mandorle tritate

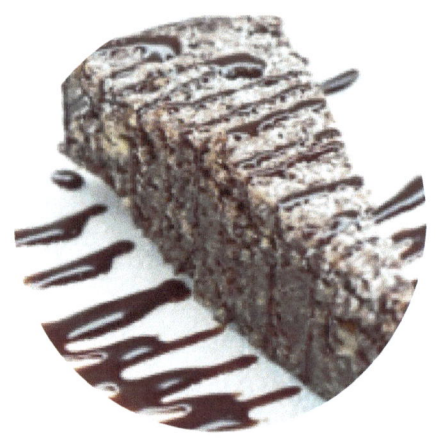

PROCEDIMENTO:
Cuocere a 180° per 15 minuti.

VALORI
Porzioni: 8 fette.
Calorie: 80 kcal cd.

SALMONE AL FORNO IN GLASSA DI SENA-PE CON ERBE AROMATICHE

INGREDIENTI:
- 1 pezzi di filetto di salmone, 170-225 gr.
- 1/4 spicchio d'aglio
- mezzo cucchiaino di foglie di rosmarino tritate finemente
- mezzo cucchiaino foglie di timo tritate finemente
- 10 ml di vino bianco
- 1 goccio d'olio d'oliva
- Mezzo cucchiaio di mostarda
- Mezzo cucchiaio di senape
- 1 spicchio di limone

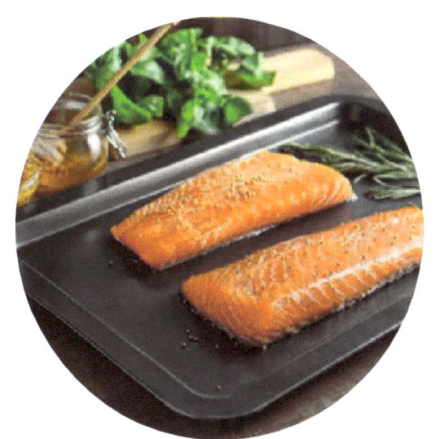

PROCEDIMENTO:
In un robot da cucina, unisci aglio, rosmarino, timo, vino, olio. Montare la salsa di senape fino a quando gli ingredienti non saranno completamente amalgamati, per circa 30 secondi. Trasferisci il tutto in una piccola ciotola.
Aggiungi il contenuto alla salsa di semi di senape e mescola fino a quando il composto non diventa liscio. Preriscalda la griglia. Fodera una teglia spessa con un foglio.
Spruzza la pellicola con uno spray antiaderente.
Metti i filetti di salmone su una teglia, cospargila di sale e pepe. Inforna per 20 minuti. Versa la salsa di senape sul filetto. Continua a cuocere fino a quando i filetti sono cotti e dorati, per circa altri 5 minuti.

VALORI
Porzioni: 1 salmone.
Calorie: 120 kcal

INSALATA VEGETARIANA DI CECI CON RUCOLA

INGREDIENTI:
- 1 lattina (425 g) di ceci in scatola senza sale
- 1 avocado grande e maturo, sbucciato e tagliato a dadini
- 1/4 cipolla rossa a dadini
- 1 cucchiaio di succo di limone
- 40 gr. rucola
- 1/4 cetriolo tritato
- 1/4 quinoa bollita
- 1/4 fragole a fettine sottili
- 1/4 pomodorini tagliati a fettine sottili
- 1 cucchiaio di feta sbriciolata
- Salsa balsamica, per condire (opzionale)

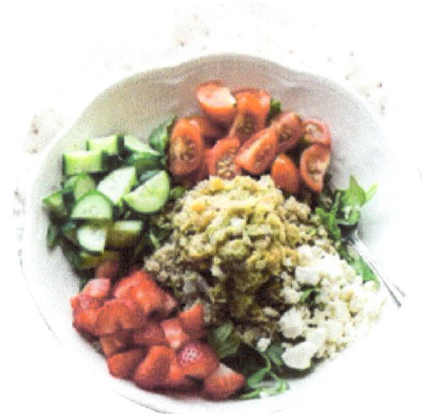

PROCEDIMENTO:
Sciacquate i ceci e scolate l'acqua. In una ciotola media, unire i ceci con l'avocado e schiacciarli grossolanamente con una forchetta o uno schiacciapatate. Aggiungere la cipolla e il succo di limone. Condite con sale e pepe a piacere. Agitare. Servire mezzo cucchiaio di ceci su un piatto con rucola, cetrioli, quinoa, fragole, pomodori, feta. Cospargere il tutto con aceto balsamico.

La combinazione di frutta e verdura ricca di antiossidanti, vitamine e fibre, quinoa ad alto contenuto proteico, ceci e avocado rende questa insalata ricca ed equilibrata. Posizionare la purea di ceci e avocado condita con succo di limone al centro del piatto e disporre intorno a mucchietti ordinati: i cetrioli, i pomodori, le fragole, la quinoa e la feta sbriciolata a fette. Goditi una superba miscela di sapori e consistenze. La purea di ceci e avocado può anche essere completata con mango, sedano, coriandolo o carote. Oltre all'insalata, puoi usarla come ripieno per panini o per una salsa molto densa per intingere verdure o cracker.

VALORI
Porzioni: 1
Calorie: 362. Grassi totali: 12 g. Grassi saturi: 2 g. Proteine: 13 g. Carboidrati: 51 g. Fibre: 10. Colesterolo 8 mg. Sodio 135 mg. Zucchero 5 g.

INSALATA ESTIVA MEDITERRANEA

INGREDIENTI:
- 3 Pomodori
- Un pizzico di origano.
- 2 Cucchiai di capperi
- 1 Peperone sottaceto tritato
- 3 Cucchiai d'olio d'oliva
- Sale e pepe
- 1 Cipolla verde tritata
- 30 gr di olive greche snocciolate

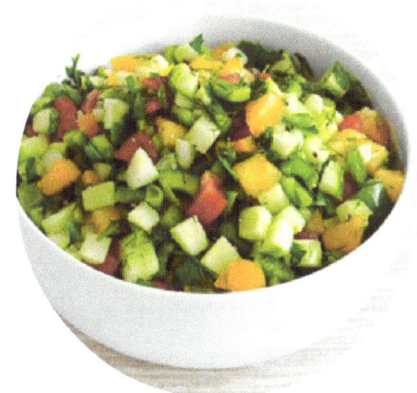

PROCEDIMENTO:
Questa insalata può essere servita per celebrare la fine della settimana lavorativa. L'insalata è succosa e ricca di sapori grazie a pomodori dolci, crostata di capperi, olive, peperoni sott'aceto e crescione piccante. Le verdure vengono tagliate a pezzi grandi per conferire all'insalata un delizioso aspetto rustico. Infatti, in Grecia si chiama "insalata del villaggio". Condite con olio d'oliva e marinatela di capperi e pepe.

Unire 3 pomodori tagliati in quarti con un po' di origano fresco, 2 cucchiai. Aggiungere 1 cucchiaio di capperi, peperoni sottaceto tritati (3 cucchiai) e un po' di olio d'oliva. Condite con sale e pepe a piacere. Aggiungere il crescione, le cipolle verdi tritate e le olive greche snocciolate.

VALORI
Porzioni: 1
Calorie: 147. Grassi totali: 13 G. Grassi saturi: 2 G. Proteine: 2 G. Carboidrati: 6 G. Cellulosa: 2 G Colesterolo: 0 Mg. Sodio 490 Mg. Zucchero 3 G.

SPAGHETTI DI PESCE E VERDURE AL VAPORE

INGREDIENTI:
- 4 pezzi di filetto di branzino striato (170 g cad.), eliminare le lische intermuscolari
- 5 cucchiai di olio d'oliva
- 3 - 4 rametti di rosmarino fresco
- 1 testa d'aglio sbucciata
- Un pizzico di peperoncino
- 1/4 di aceto di vino rosso
- 350 gr. Spaghetti di verdure
- 100 gr. funghi assortiti, tagliare a pezzi grandi funghi
- 5 pomodori ciliegini

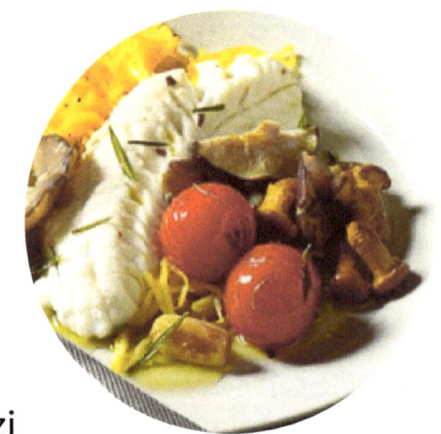

Questi sono gli ingredienti per 4 porzioni.

PROCEDIMENTO:
Preriscaldare il forno a 190 ° C.
Preparare la salsa Agrodolce: in un pentolino a fuoco basso, scaldare 3 cucchiai d'olio d'oliva, rosmarino, spicchi d'aglio interi e scaglie di pepe, mescolare fino a quando l'aglio è tenero, per 8 minuti. Mettere da parte 1 cucchiaio di olio all'aglio.
Aggiungere l'aceto e lo zucchero nella casseruola. Cuocere a fuoco medio fino a quando non diventa sciropposo, per 5 minuti. Tagliare la zucca a metà nel senso della lunghezza e privarla dei semi. Spennellare le fette con l'olio all'aglio messo da parte e condirle con sale e pepe. Posizionare la zucca con il lato tagliato verso l'alto su una teglia e cuocere in forno finché non diventa tenera, per circa 1 ora.
Quindi bisogna poi abbassare la temperatura a 90° C. Tenendo la zucca con un canovaccio, utilizzare una forchetta per dividere la polpa in fibre lunghe e metterle in una pirofila. Condire poi con sale e pepe, coprire con carta stagnola e tenere al caldo in forno. In una grande padella antiaderente a fuoco medio-alto, dovrai scaldare 1 cucchiaio d'olio d'oliva. Aggiungere i funghi, salare e

saltare il tutto in padella fino a doratura, circa 10 minuti. Trasferisci gli ingredienti in un piatto.

Aggiungere 1 cucchiaio d'olio d'oliva in una padella e adagiare i pomodori. Cuocere, mescolando di tanto in tanto, fino a quando la pelle è gonfia.

Aggiungere 1 cucchiaio agrodolce e poca acqua, coprire e cuocere finché i pomodorini non scoppiettano, per 5 minuti.

Rimettere i funghi nella padella e scaldarli. Nel frattempo, in una casseruola a fuoco medio-alto, portare a ebollizione 1 pollice di acqua. Condire il pesce con sale e pepe, quindi metterlo in una pirofila posta sopra l'acqua bollente. Coprire e cuocere a vapore fino quasi a cottura, per 5-6 minuti.

Togliere dal fuoco e coprire per cuocere il pesce, da 2 a 4 minuti. Dividere i filetti in porzioni, aggiungere le zucchine, i funghi e i pomodori. Versare sopra la salsa agrodolce. Servire con salsa extra e aglio caramellato.

I pesci d'acqua salata bianchi come la spigola a strisce sono un prodotto prezioso che mantiene i suoi benefici per la salute quando viene cotto a vapore. Ma affinché il pesce al vapore non vi sembri troppo insapore, servitelo con una ricca guarnizione di tagliatelle di verdure e funghi con pomodori, cospargete il tutto con salsa agrodolce - una salsa agrodolce italiana a base di zucchero, aceto e spezie mediterranee, che è ideale con il pesce. Il modo più semplice per ottenere spa-ghetti di verdure è cucinare gli spaghetti alla zucca. Dopo la cottura infatti si separa facilmente in fibre lunghe sotto forma di pasta. Servire pesce e verdure con un fragrante piatto di funghi e assaporare il gusto multiforme del piatto sano.

VALORI
Porzioni: 4.
Calorie: 432.
Grassi totali: 22 g.
Proteine: 34 g.
Carboidrati: 24 g.

MELANZANE AL FORNO

INGREDIENTI:
Ingredienti per 4 porzioni:
- 500 gr. melanzane tritate grossolanamente
- 1/2 cucchiaio di yogurt greco
- 3 pz. Scalogni, non pelarli
- 3 spicchi d'aglio, non sbucciarli
- 1/4 d'olio d'oliva
- Sale grosso e pepe macinato fresco
- Noci per spolverare
- Aneto tritato

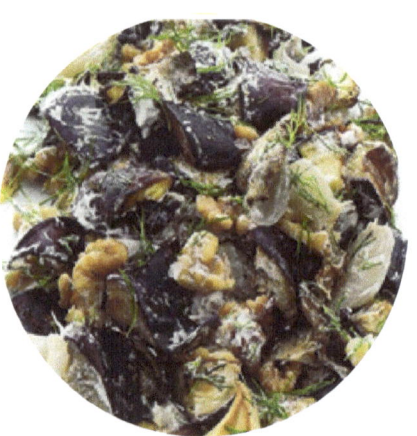

PROCEDIMENTO:
Mescolare melanzane, scalogni e aglio con olio d'oliva e condire con sale e pepe.
Cuocere in forno preriscaldato a 200 ° C per 30 minuti.
Aggiungere le noci e infornare le melanzane per altri 8 minuti.
Raffreddare leggermente.
Pelare lo scalogno e l'aglio e tritarli.
Aggiungere alle melanzane, condire con sale e pepe.
Condire il piatto con lo yogurt, cospargere di noci e aneto.

VALORI
Porzioni: 4
Calorie: 256.
Grassi totali: 21 g.
Grassi saturi: 5 g.
Proteine: 5 g.
Carboidrati: 14 g.
Fibre: 4.
Colesterolo: 5 mg.
Sodio: 157 mg.
Zucchero: 5 g

RISOTTO ALLE VERDURE

Piatto vegetariano a base di riso (4 porzioni). Preparato con i seguenti prodotti:

INGREDIENTI:
- 4 cucchiai di brodo vegetale;
- 250 g di riso;
- 1 cipolla;
- 1 spicchio d'aglio;
- 1 carota;
- 120 g di cavolfiore;
- 120 g di broccoli;
- 2 cucchiai. l. olio d'oliva;
- 40 g di burro;
- 80 g di parmigiano reggiano;

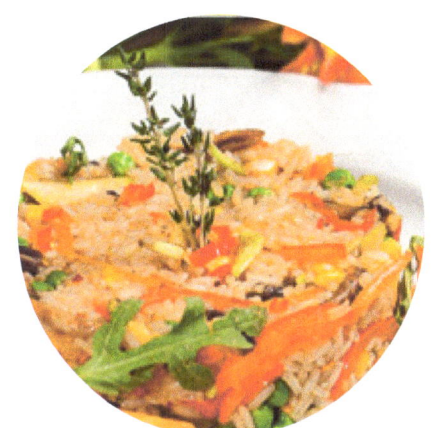

PROCEDIMENTO:
Tagliare le carote a cubetti, staccare i broccoli dal gambo e il cavolo in infiorescenze, far bollire tutte le verdure per 15 minuti. Tritare l'aglio e la cipolla, friggerli in una miscela di olive e burro fino a renderli morbidi. Aggiungere il riso nella padella, versare mezzo cucchiaio di brodo e cuocere per 2-4 minuti.
Cuocere mescolando continuamente e gradualmente (mezzo cucchiaio ogni 5 minuti) versando il restante brodo.
Aggiungere le verdure bollite al risotto, cospargere con le erbe tritate. Riscaldare per altri 2-3 minuti e servire.

VALORI
Porzioni: 4
Calorie: 120 Kcal

ZUPPA DI FORMAGGIO E GAMBERETTI

Un pasto abbondante e ricco di proteine per il pranzo. È costituito dai seguenti ingredienti:

INGREDIENTI:
- 2 litri d'acqua;
- 400 g di formaggio;
- 200 g di gamberi sgusciati;
- 1 cipolla;
- 1 carota;
- 1 spicchio d'aglio;
- 200 g di patate;
- 40 ml di olio d'oliva;
- Verdure a piacere.

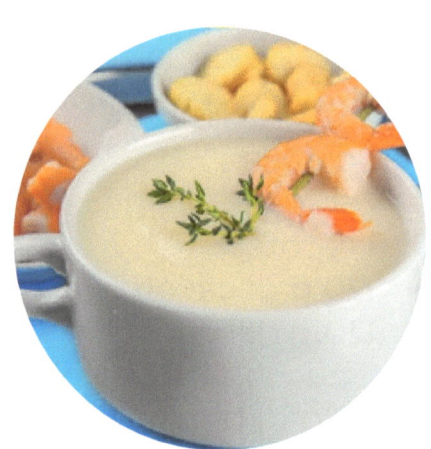

PROCEDIMENTO:
Mettere il formaggio fuso in acqua bollente e cuocere, mescolando di tanto in tanto, finché non si scioglie.
Aggiungere le patate, tagliate a cubetti medi, cuocere finché sono tenere. Tritare cipolle, carote e aglio e farle soffriggere nell'olio, unire alla zuppa e infine unire i gamberi.
Servire in 3-4 minuti, cospargere di erbe aromatiche.

VALORI
Porzioni: 2
Calorie: 55 Kcal

ZUCCHINE CON FORMAGGIO FETA

Un piatto di verdure sostanzioso che può essere consumato da solo o con un contorno. È costituito dai seguenti prodotti:

INGREDIENTI:
- 4 zucchine grandi;
- 200 g di feta;
- 1 spicchio d'aglio;
- menta;
- pinoli;
- olio d'oliva;
- spezie.

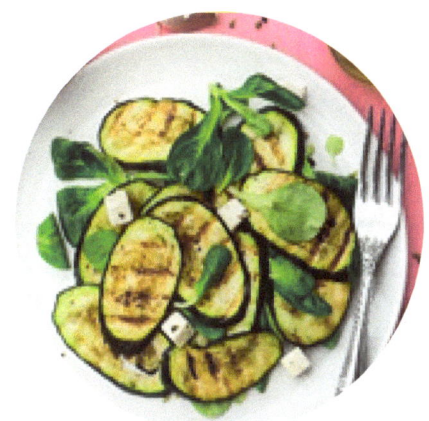

PROCEDIMENTO:
Tagliare la parte superiore delle zucchine, tagliare la polpa a cubetti e soffriggerla con l'aglio schiacciato.
Quindi mescolare con formaggio, menta, pinoli, spezie e 1 cucchiaio d'olio d'oliva.
Mescolare bene il composto risultante, riempire con essa le metà delle zucchine e metterle in forno preriscaldato a + 220 ° C per 30 minuti fino a doratura sul formaggio.
Servire il piatto finito preferibilmente con riso integrale bollito.

VALORI
Porzioni: 2
Calorie: 79 Kcal

Bonus 1

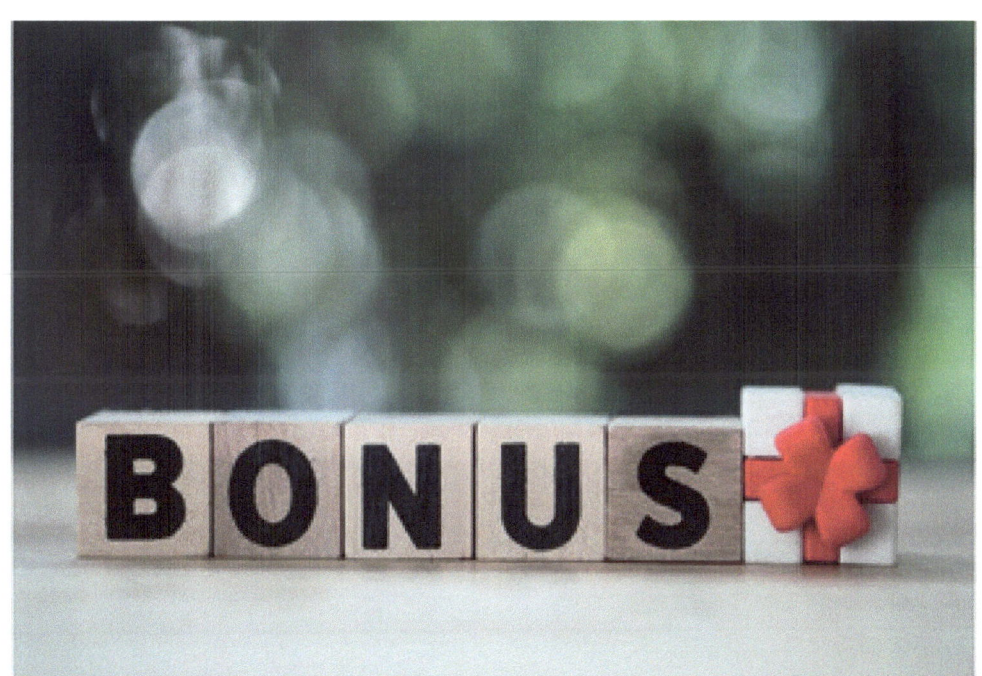

SNACK GOLOSI CON POCHE CALORIE

1. 1 fetta di pane
10 grammi di burro di arachidi
Mezza banana
172 kcal

2. Mezzo avocado
1 arancia
159 kcal

3. Frullare tre frutti
150 ml di latte scremato
190 kcal

4. 1 fetta di pane
Cetriolo q.b.
Limone q.b.
Pomodori q.b.
Cipolla q.b.
105 kcal

5. 1 mela verde
10 mandorle
110 kcal

6. Mezza banana
3 quadratini di cioccolato fondente
160 kcal

COME FARE COLAZIONE IN MODO LEGGERO?

Esempi di colazione salata

Al risveglio, la colazione fornisce energia al corpo e al cervello. Senza colazione sei come una macchina che cerca di partire senza benzina. Ricorda, per essere produttivo ed energico durante la giornata, devi prepararti una colazione gustosa, leggera e nutriente. Dopo il sonno, il corpo, più che mai, richiede proteine e carboidrati, che noi dobbiamo semplicemente fornirgli. Ecco alcuni esempi di colazioni che potresti seguire:

1. Pane integrale, bresaola, rucola e parmigiano.
2. Pane con ricotta e noci.
3. Omelette con formaggio e spinaci.
4. Avocado toast con uovo.
5. Toast con salmone e zucchine.
6. Piadina con hummus e verdure.
7. Avocado toast con ceci e pomodoro.
8. Bruschette con pomodorini.

COME FARE UNO SPUNTINO IN MODO LEGGERO?

Esempi di spuntini salati

Gli spuntini sono necessari per sentirsi sempre pieni. Quando non mangiamo per molto tempo, si attivano speciali meccanismi interni che incoraggiano l'organismo ad accumulare delle riserve nel caso in cui si ripresenti il momento della fame. Pertanto, quasi tutto ciò che viene mangiato dopo una lunga pausa, si depositerà sotto forma di grasso.

Inoltre, una forte sensazione di fame aumenta la voglia di cibo spazzatura come biscotti, pasticcini o caffè zuccherato. Quindi, per tenere il tuo fisico in salute, è consigliabile mangiare per 5-6 volte al giorno, in piccole porzioni.
Ecco alcuni esempi di spuntini salati:

1. Fette biscottate, Gonuts, Ammino.
2. Toast, burro di arachidi, banana e shake proteico.
3. Pane nero, fesa di tacchino, burro di arachidi.
4. Yogurt greco, cioccolato fondente, frutti di bosco.
5. Fiocchi di latte, marmellata light.
6. Ricottina light, noci e miele.
7. Piadina, salmone affumicato, rucola e datterini.
8. Gallette, formaggio spalmabile light, miele e noci pecan.
9. Wasa, bresaola e olive.

COME PRENDERE ENERGIA DAGLI SNACK?

Esempi di snack energetici

Ci sono alcuni snack che si potrebbero mangiare durante il giorno e che sono in linea con quanto indicato dalla Dieta Mediterranea, questi potrebbero darti un alto livello di energia. Sarebbe bene assumerli se si prevede di fare degli sforzi molto importanti. Ovviamente è importante non eccedere con il consumo di essi.
Si potrebbero consumare 1-2 ore prima di un'attività sportiva, oppure subito dopo per recuperare le energie. Tutti gli alimenti indicati qui sotto si possono trovare facilmente in qualsiasi supermercato ad un prezzo accessibile.

Ne ho raccolti diversi qui sotto:

1. Pane ai cereali con tonno e un filo di olio evo.
2. Crackers integrali e uova sode.
3. Cubetti di parmigiano con miele colato.
4. Ricotta con marmellata e cioccolato.
5. Yogurt intero o greco con biscotti sbriciolati.
6. Grissini avvolti da bresaola o affettato magro.

Come vedi sono tutti molto gustosi e alcuni si dovrebbero assumere con moderazione, soprattutto la ricotta con marmellata e cioccolato.

Bonus 2

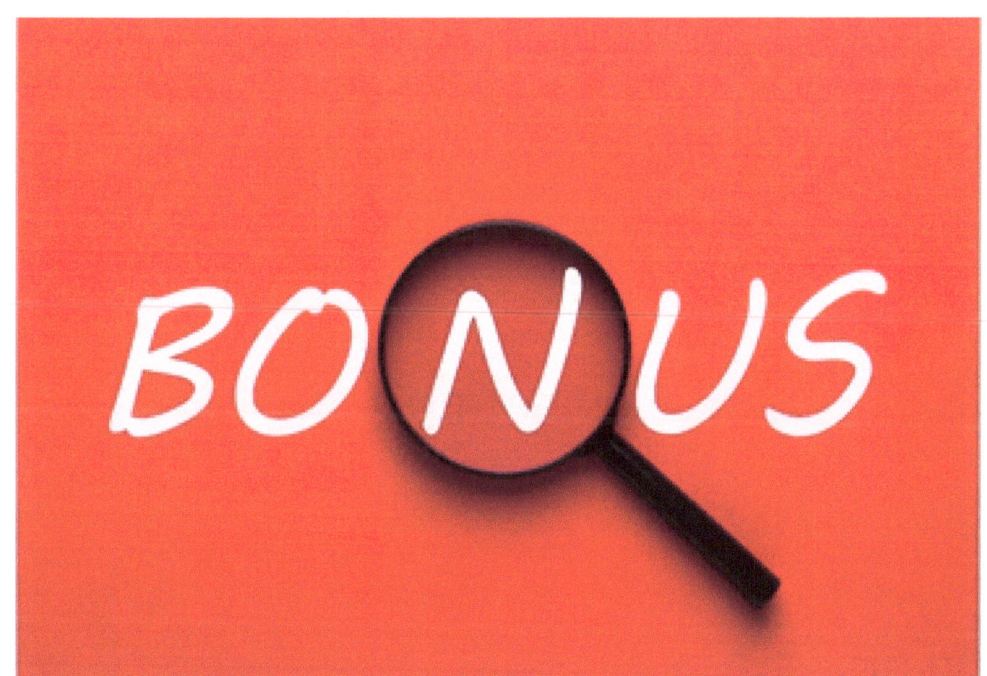

SCHEMA DIETETICO SETTIMANALE

<u>Di giorno in giorno</u>
Ecco uno schema preciso di quanti e quali alimenti introdurre giornalmente per seguire il regime alimentare della dieta mediterranea.

Attenzione, la seguente dietoterapia è solo un esempio di come dovrebbe essere strutturata una dieta bilanciata e sana in assenza di patologie

LUNEDÌ

<u>COLAZIONE</u>
200ml di latte parzialmente scremato o latte vegetale di avena o soia + 30g di biscotti integrali

<u>SPUNTINO</u>
30g di pane integrale o di segale con tonno al naturale 80g

<u>PRANZO</u>
Involtini di tacchino 200g in padella con piselli 130g (peso cotto) e una carota a dadini + 50g di pane integrale o di segale
*l'alternativa veggie: puoi sostituire gli involtini con un burger di soia

<u>MERENDA</u>
Un frutto di stagione 200g + 10 mandorle

<u>CENA</u>
250g di stoccafisso al sugo di pomodoro e olive nere + spinacino con una manciata di semi misti + 50g di pane integrale o di segale

MARTEDÌ

COLAZIONE
Colazione al bicchiere gusto moccaccino (vedi ricetta) + tisana/thè o caffè

SPUNTINO
Ciotolina composta da due cucchiai colmi di fiocchi di latte, una mela a cubetti, 2 quadretti di cioccolato fondente ridotto in scaglie e stevia o dolcificante a piacimento

PRANZO
Riso basmati 80g con funghi, 50g di dadini di prosciutto crudo e parmigiano
*l'alternativa veggie: quinoa 80g con melanzane grigliate, pomodori e dadolini di feta greca 80g

MERENDA
Un frutto 200g + 3 noci intere

CENA
250g di salmone ai ferri + lattuga + 2 patate lesse o grigliate

MERCOLEDÌ

COLAZIONE
Una fetta di pancarrè integrale + un cucchiaino di crema di nocciole al cacao e metà banana tagliata a rondelle + tisana/thè o caffè

SPUNTINO
Uno yogurt magro + 2 cucchiai di fiocchi d'avena

PRANZO
Minestra contadina con farro e orzo 40g + mix di legumi secchi 50g

MERENDA
Toast con 40g di pane in cassetta integrale con formaggio spalmabile light 50g + verdurine + un frutto 150g

CENA
Frittata al forno con spinaci (2 uova intere, sale, parmigiano e verdura in libera quantità) + 50g di pane integrale o di segale

GIOVEDÌ

COLAZIONE
Frullato di una banana, pesca o mela, un vasetto di yogurt bianco e 3 cucchiai di fiocchi d'avena

SPUNTINO
Un cubetto di grana 30g da intingere in una mousse composta da una manciata di pinoli frullati con una pera

PRANZO
piatto unico: pasta integrale o di grano saraceno 80g con polpa di pomodoro e macinato magro 100g
*l'alternativa veggie: pasta integrale o di grano saraceno 40g con ragù di lenticchie (vedi ricetta

MERENDA
Un frutto 200g + 15g di anacardi

CENA
Vellutata di ceci e broccolo a testa (sbollentare condendo con le spezie preferite e frullare insieme; in ultimo aggiungere un pizzico di scorza di limone grattugiata) + 150g di arista di maiale

+ 20 g di friselle integrali
Bocconcini di pollo 200g al curry + vellutata di zucca, funghi e 5 castagne
*l'alternativa veggie: Piadina light farcita con salsa allo yogurt (miscelare allo yogurt greco bianco il sale, poco limone, menta tritata e olio) + 4 falafel riscaldati al forno

Ricetta: 35g di farina di avena (si possono anche frullare nel mixer i fiocchi d'avena interi), 3 albumi d'uovo, due cucchiai di acqua naturale, un pizzico di sale

VENERDÌ

COLAZIONE
Una fetta 30g di Crostata integrale con frolla ala cacao e miele (vedi ricetta) + tisana o thè o caffè

SPUNTINO
Cetrioli o finocchi con 20g di hummus di ceci

PRANZO
Pasta con farina di legumi 80g con crema di zucchine e formaggio spalmabile di capra 50g

MERENDA
Un vasetto di skyr con un cucchiaino di semi di chia e un frutto di stagione tagliato a pezzetti

CENA
Halibut oppure sogliola 250g all'acqua pazza con una porzione di riso basmati 40g condito con olio, sale e succo di limone + verdure bollite o grigliate

SABATO

COLAZIONE
- Coppetta do 100g di ricotta con cannella e una pera a cubetti, un velo di miele qualche scaglia di cioccolato fondente
- uno Yogurt greco bianco + un cucchiaino di miele + 30g di granola/muesli

SPUNTINO
Cetrioli o finocchi o gambo di sedano

PRANZO
- Zuppa di fagioli 150g (peso cotto) con scarola + 20g di freselle integrali
- Una porzione di seitan (idratato) 150g + Verdure o ortaggi di stagione + 50g di pane integrale o di segale

Ricetta: lasciar marinare le fettine di seitan con succo, scorza di limone ed erbette aromatiche (opzionale l'aggiunta dello zenzero). Saltare in padella finché non si forma una crosticina croccante in superficie.

SPUNTINO
Un frutto 200g + 5 mandorle o 3 noci intere

CENA
libera

DOMENICA

COLAZIONE
200ml di latte parzialmente scremato oppure latte vegetale a scelta + 3 fette biscottate integrali con marmellata 100% frutta

SPUNTINO
frutta 200g + 10 mandorle

PRANZO:
Libero

MERENDA
Crepes di 2 albumi, un cucchiaio di cacao amaro e stevia + un frutto 150g

CENA
Grigliata di mare o di carne 200g con verdure + 50g di pane integrale o di segale

NOTE: **la quantità di olio giornaliera non deve superare i 30g (3 cucchiai da tavola) da ripartire a piacimento nei pasti principali.** Si consigliano come spezza fame delle verdure crude come finocchi, carote, cetrioli e sedano. Inoltre è consigliabile bere fino a tre tazze al giorno di tisane senza zucchero e di limitare i caffè fino ad una max di tre al giorno senza zucchero. Utilizzare come dolcificante naturale la stevia (zero calorie) o dietor senza aspartame o tic liquido. Sciroppo d'agave o il miele per dolcificare le tisane.

+++ **RICETTE BONUS** +++

- **Colazione al bicchiere gusto moccaccino:**

Sbriciolare 3 fette biscottate integrali, unirle a un cucchiaino di cacao amaro e dolcificante a piacere e a un cucchiaio di snocciolata al cacao o crema di nocciole 100% fino ad ottenere un composto umido e granuloso. Inserire in una coppa pasta o bicchiere e compattare sul fondo. Ricoprire con uno yogurt greco al caffè. Spolverare con cacao amaro. Riporre tutta la notte in frigo.

*   Crostata integrale (dosi per uno stampo da 2 cm e 8 porzioni)
Unire in una ciotola 250g di farina integrale, 3 cucchiai di cacao amaro e un pizzico di sale. Aggiungere 2 uova, un cucchiaino colmo di miele, 3 cucchiai di olio di semi, e 3 cucchiai di latte vegetale o parzialmente scremato (regolarsi con i liquidi). Inserire nello stampo, farcire con un vasetto di marmellata di pesche e comporre la crostata o sbriciolata. Infornare a 180C per 25 minuti circa.

Pollo al curry (versione light dell'originale ricetta orientale)
1. Tagliare il petto di pollo a cubetti. Versare il tutto in una ciotola, aggiungendo un filo d'olio, 1 cucchiaio colmo di curry, il succo di mezzo limone, il pepe ed il sale.
2. Lasciare il pollo in macera almeno un'ora per farlo insaporire.
3. Trascorso il tempo necessario, scaldare una padella e rosolare i bocconcini di pollo.
4. Dopo aver rosolato il pollo, sfumare con il vino bianco secco e proseguire la cottura a fuoco dolce per circa 10-15 minuti.

Ragù di lenticchie (dose per una persona)
1. Versare in un tegame un cucchiaio di olio, una carota, sedano e un po' di cipolla tritati e lasciar dorare per 10 minuti. Unire 50g (peso secco) di lenticchie al soffritto (non indicate le lenticchie rosse decorticate).
2. Aggiungere polpa di pomodoro (libera quantità) e rosmarino.
3. Aggiungere acqua quanto basta, coprire e lasciar cuocere per un'ora a fuoco medio (la durata varia in base al tipo di lenticchie scelte).
4. In ultimo regolare di sale e pepe e servire.

Testimonianze

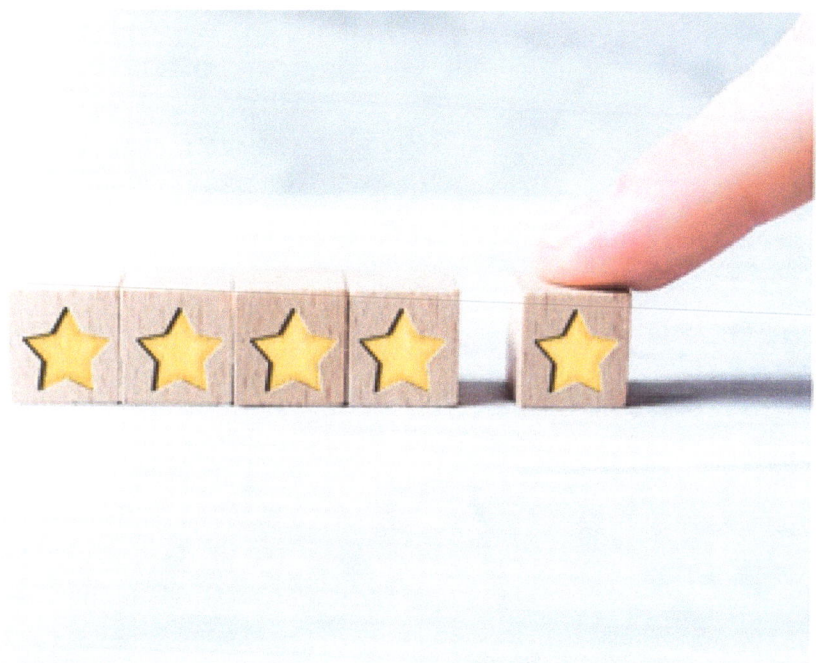

Si riportano qui di seguito alcuni messaggi di apprezzamento ricevuti dalla Dottoressa Romano, che documentano il suo operato e la stima di cui gode tra i pazienti

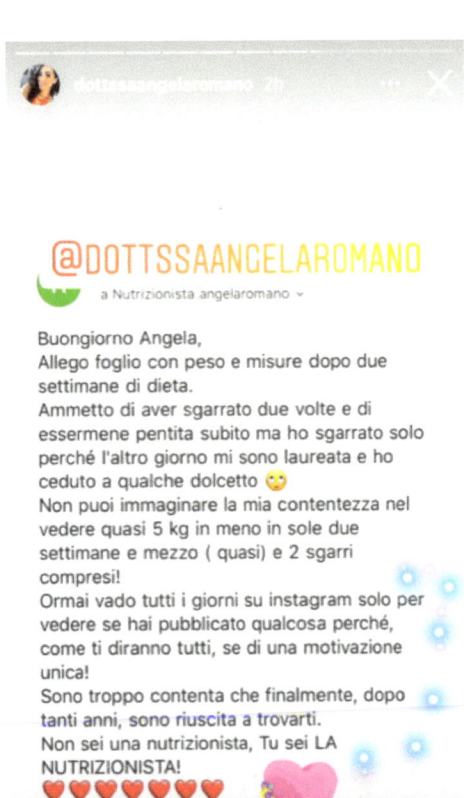

Buongiorno Angela, Allego foglio con peso e misure dopo due settimane di dieta. Ammetto di aver sgarrato due volte e di essermene pentita subito ma ho sgarrato solo perché l'altro giorno mi sono laureata e ho ceduto a qualche dolcetto e Non puoi immaginare la mia contentezza nel vedere quasi 5 kg in meno in sole due settimane e mezzo (quasi) e 2 sgarri compresi! Ormai vado tutti i giorni su Instagram solo per vedere se hai pubblicato qualcosa perché, come ti diranno tutti, se di una motivazione unica! Sono troppo contenta che finalmente, dopo tanti anni, sono riuscita a trovarti. Non sei una nutrizionista, Tu sei LA NUTRIZIONISTA!

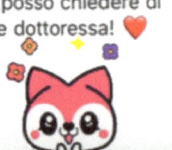

Salve dottoressa, stamattina ho fatto il primo controllo di come stia andando il percorso e sono sconvolta dai risultati! Già guardando il peso sceso di ben 3,2kg in soli 15gg ero felicissima, ma poi compilando la tabella con le misure diminuite già di tantissimo sono davvero su di giri! Non ci posso credere! Sapevo che mi sarei potuta fidare di lei, già seguendo i suoi consigli in questi anni ero riuscita ad avere dei risultati pazzeschi, ma ora che mi segue non posso chiedere di meglio. Grazie di cuore dottoressa!

Dottoressa, la sua sincerità e soprattutto la sua spontaneità fanno di Lei una persona speciale. Deve essere fiera di com'è... Lei è la dimostrazione che non basta solo la laurea per far bene il proprio lavoro, mi creda. Negli anni ho consultato tanti nutrizionisti, dietologi, ma nessuno e dico nessuno mi ha mai trasmesso l'entusiasmo, la gioia la motivazione e la fiducia che trasmette Lei. Nessuno è mai arrivato a farmi raggiungere gli obiettivi che ho raggiunto grazie a Lei. È stato un anno difficile e Lei per me ha rappresentato un raggio di luce in mezzo a tanto buio. Sarò ripetitiva forse, ma lo penso davvero e dal cuore mi sento di dirle tutto ciò. A presto, buon weekend.

La seguo da tanto ormai e posso solo dirle che è una fonte d'ispirazione. Ascoltarla e leggere i suoi post qui su Instagram fa aumentare la voglia di mangiare bene e di impegnarsi nel proprio percorso. Perché lei è così sincera e si vede che quello che fa lo fa con tanto amore e passione. Quindi io posso solo ringraziarla. E dirlo di continuare sempre così perché sono sicura che questa forza non la trasmette solo a me, ma tutte le altre persone lì fuori.

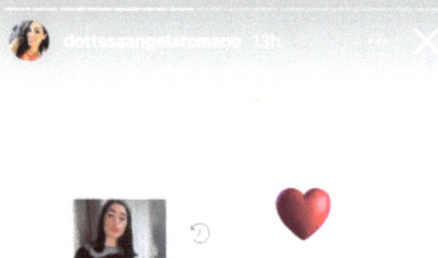

Dott.ssa mi scusi se la disturbo, ma io devo confessarle una cosa. Il mio rimedio a periodi di forte stress e ansia, consiste proprio nella visualizzazione delle sue storie. Non ha idea del potere che ha su di me, soltanto ascoltare la sua voce mi rassicura e mi tranquillizza. Vorrei tanto avere il piacere un giorno di conoscerla di persona!!! Grazie per tutto quello che mi trasmette.

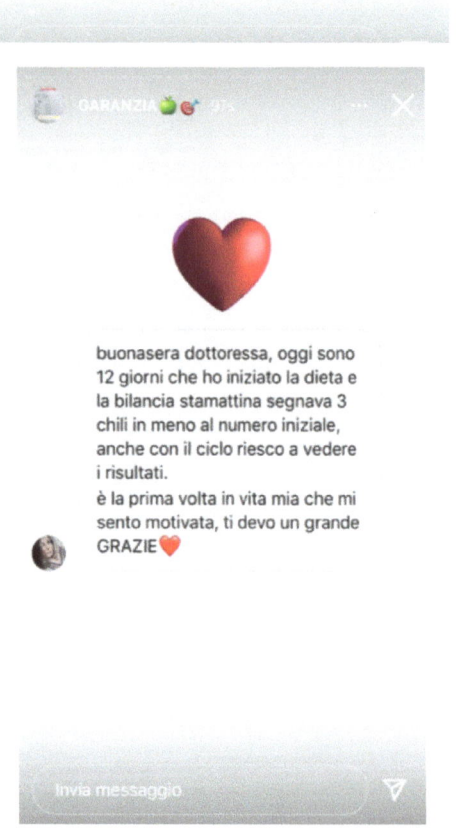

Buonasera dottoressa, oggi sono 12 giorni che ho iniziato la dieta e la bilancia stamattina segnava 3 chili in meno al numero iniziale, anche con il ciclo riesco a vedere i risultati. è la prima volta in vita mia che mi sento motivata, ti devo un grande GRAZIE.

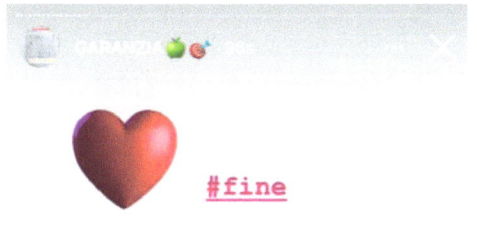

Oggi si è concluso il mio cammino con Lei dottoressa la volevo ringraziare per la sua professionalità gentilezza e grazie a trainer Donna che ho avuto la fortuna di conoscerla sono felice di aver raggiunto il mio obiettivo senza aver fatto fatica di fare una dieta faticosa anzi oggi e sempre sarà il mio regime alimentare corretto grazie grazie non smetterò mai di ringraziarla.

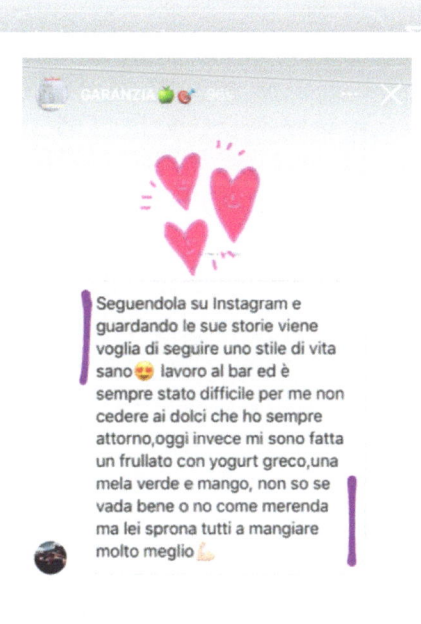

Seguendola su Instagram e guardando le sue storie viene voglia di seguire uno stile di vita sano e lavoro al bar ed è sempre stato difficile per me non cedere ai dolci che ho sempre attorno, oggi invece mi sono fatta un frullato con yogurt greco, una mela verde e mango, non so se vada bene o no come merenda ma lei sprona tutti a mangiare molto meglio.

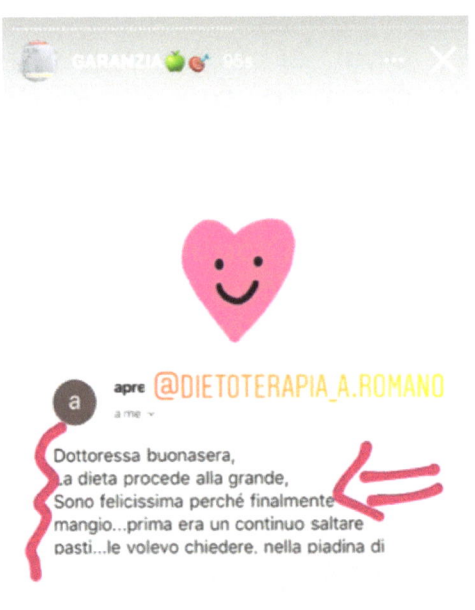

Dottoressa buonasera, a dieta procede alla grande, Sono felicissima perché finalmente mangio. Prima era un continuo saltare pasti.

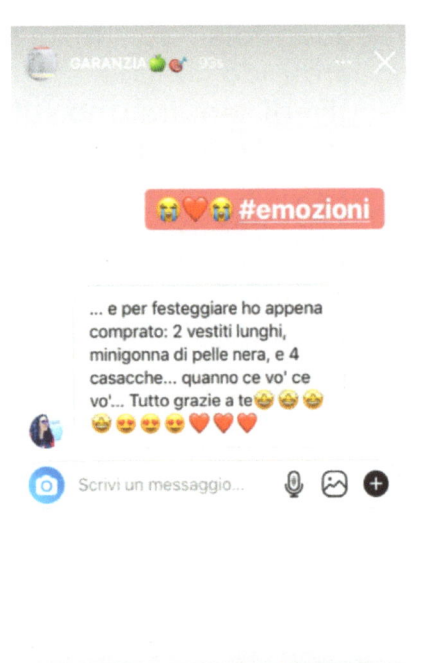

...e per festeggiare ho appena comprato: 2 vestiti lunghi, minigonna di pelle nera, e 4 casacche... quanno ce vo' ce vo'... Tutto grazie a te.

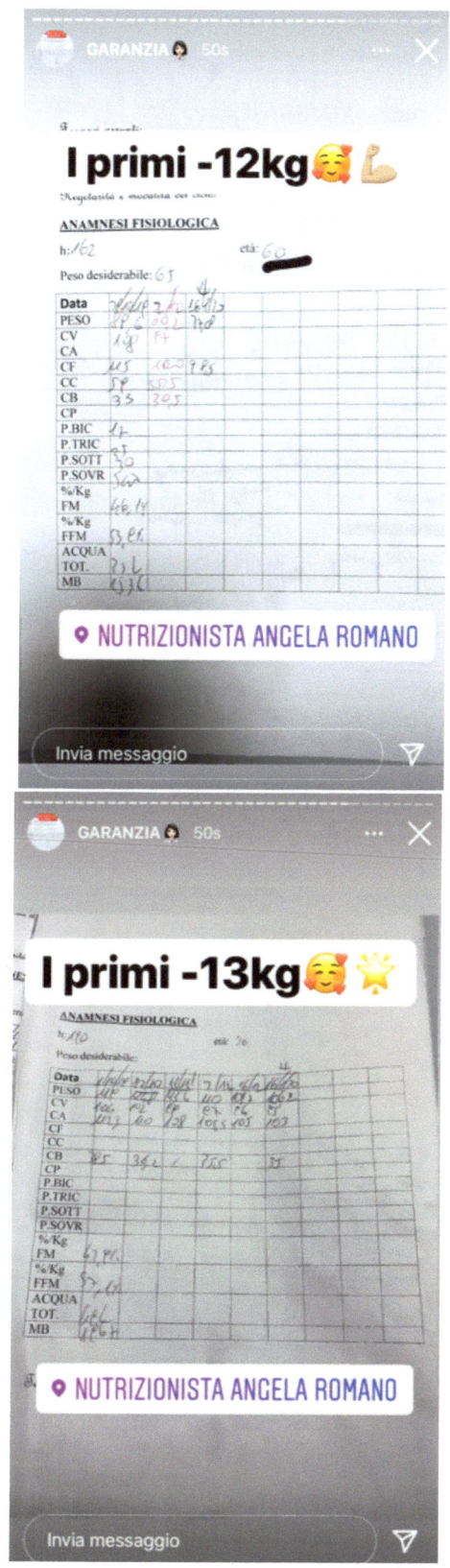
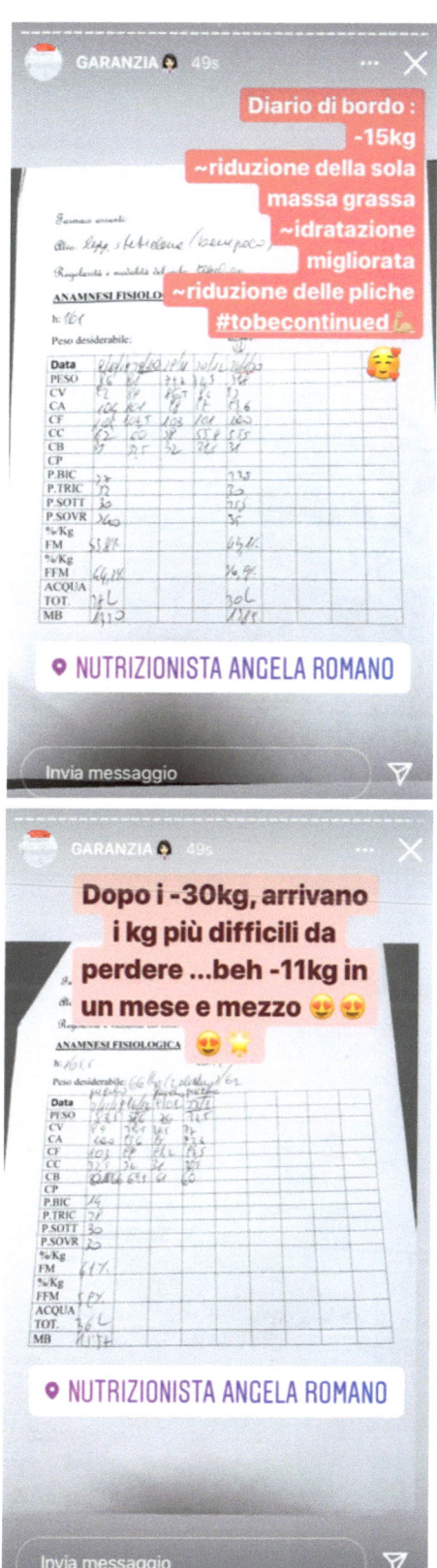

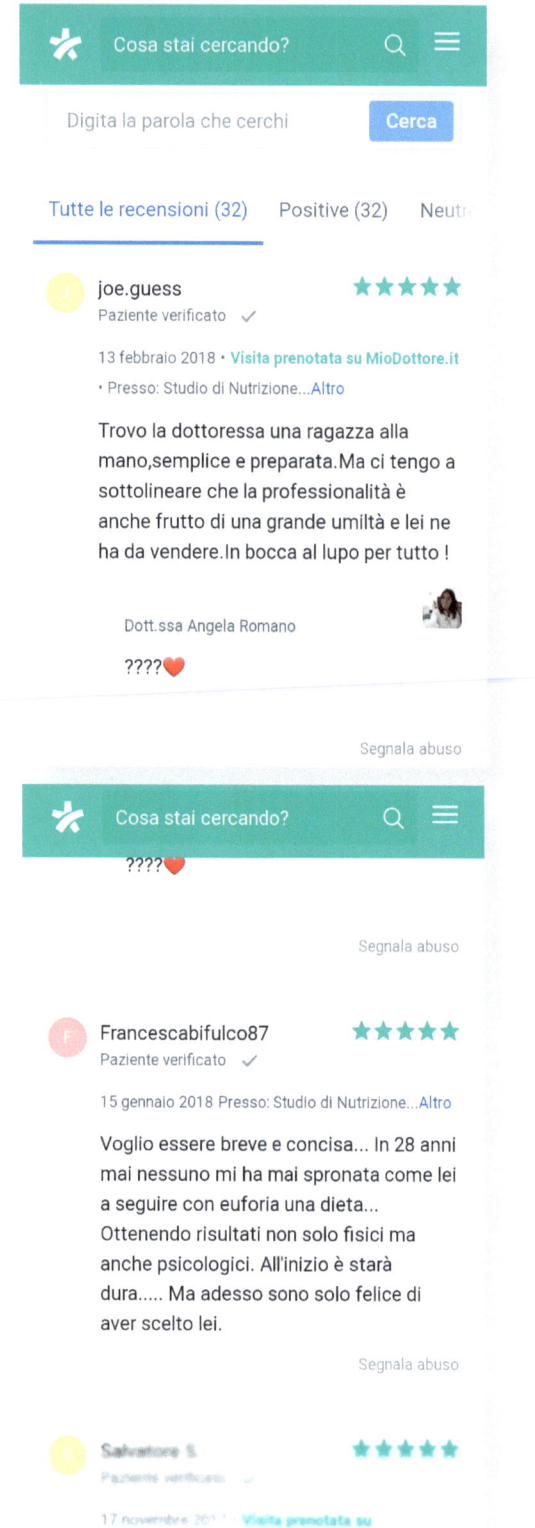
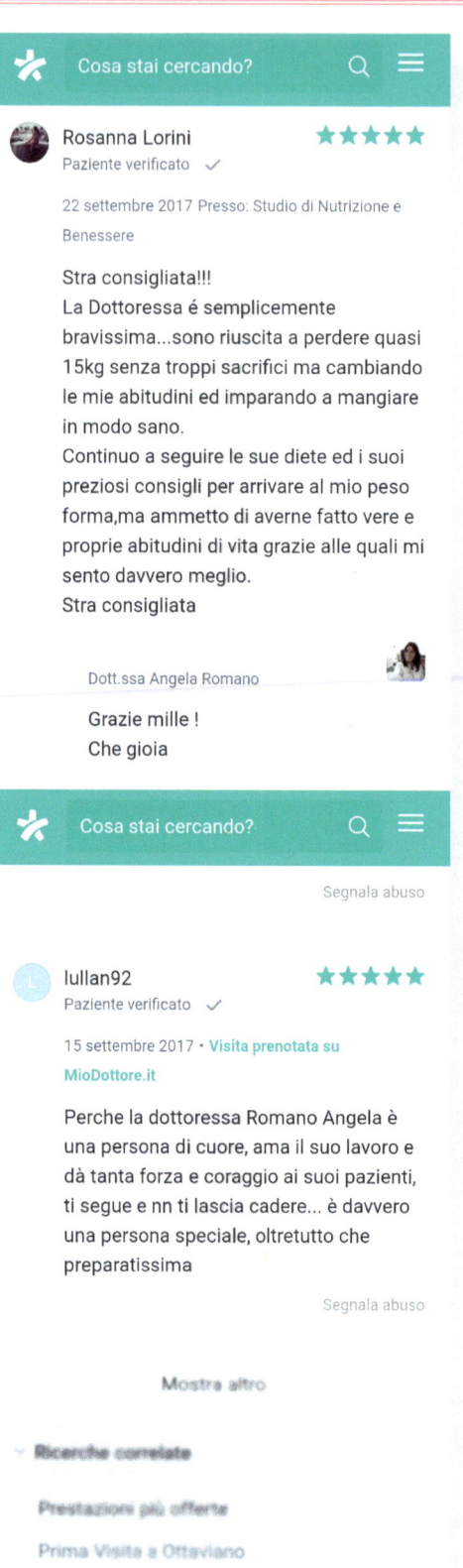

Per rimanere in contatto con la Dottoressa Romano attiva le notifiche sulla pagina Facebook e clicca "segui" sul suo profilo Instagram. Ogni settimana potrai trovare moltissimi contenuti gratuiti riguardanti la Dieta Mediterranea e l'alimentazione in generale!

@NutrizionistaAngelaRomano

Dottssa Angela Romano Nutrizionista

nutrizionista.angelaromano@gmail.com

3396324331

www.ingramcontent.com/pod-product-compliance
Lightning Source LLC
Chambersburg PA
CBHW051147220526
45473CB00003B/689